Olumide Samuel Ajani

Potencialidades de fertilidade de carneiros anões da África Ocidental tratados com extrato de Chaya

Olumide Samuel Ajani

Potencialidades de fertilidade de carneiros anões da África Ocidental tratados com extrato de Chaya

ScienciaScripts

Imprint

Cover image: www.ingimage.com

This book is a translation from the original published under ISBN 978-3-659-84814-8.

Publisher:
Sciencia Scripts
is a trademark of
Dodo Books Indian Ocean Ltd. and OmniScriptum S.R.L publishing group

120 High Road, East Finchley, London, N2 9ED, United Kingdom
Str. Armeneasca 28/1, office 1, Chisinau MD-2012, Republic of Moldova, Europe
Managing Directors: Ieva Konstantinova, Victoria Ursu
info@omniscriptum.com

Printed at: see last page
ISBN: 978-620-8-56593-0

ÍNDICE DE CONTEÚDOS

POTENCIAL REPRODUTIVO DE CARNEIROS ANÕES DA ÁFRICA OCIDENTAL TRATADOS COM EXTRACTO AQUOSO DE *Cnidoscolus aconitifolius*

RESUMO

O efeito do extrato aquoso de *Cnidoscolus aconitifolius* (planta Chaya) foi aplicado a oito carneiros anões da África Ocidental. A experiência decorreu durante 14 semanas. O peso dos animais situava-se entre 20kg-25kg e a idade entre 18-24 meses no final da experiência. Estes animais foram divididos em grupos A e B, com 4 animais em cada grupo. Os animais foram alimentados com concentrados e extrato de folhas de Chaya.

O grupo A foi alimentado com 20% de extrato de folhas de Chaya.

O grupo B foi alimentado com 30% de extrato de folhas de Chaya.

O resultado mostrou um efeito ligeiro nas caraterísticas do sémen, embora não tenha havido alterações significativas (P>0,05) no volume do sémen, na motilidade, na percentagem de vivacidade e na contagem do sémen (concentração de espermatozóides).

O total de células espermáticas anormais estava a aumentar à medida que a semana após o tratamento aumentava. Também não houve efeito significativo (P>0,05) sobre a morfologia do sémen, pois o número de espermatozóides morfologicamente anormais estava dentro da percentagem normal de (10%).

Teve apenas um efeito ligeiro na imagem do sangue, uma vez que houve uma redução significativa (P<0,05) no valor da hemoglobina do controlo (12,27±0,70%) para (9,43±0,39%) na 2ª semana para o grupo tratado com 20% de extrato. Verificou-se um aumento progressivo da taxa de sedimentação de eritrócitos (ESR) à medida que a semana após o tratamento aumenta em ambos os grupos tratados com 20% e 30%, embora o aumento não tenha sido significativo (P>0,05). Não foi observado qualquer efeito significativo (P>0,05) em todos os outros parâmetros sanguíneos.

O resultado do ensaio hormonal revela que houve uma redução progressiva significativa (P<0,05) nos valores de testosterona dos carneiros WAD alimentados a 30% à medida que a semana após o tratamento aumenta. O valor da testosterona diminuiu do controlo (7,48±9,48) para (1,33±0,44) na 4ª semana após o tratamento. A mesma tendência foi observada na 4ª semana com os carneiros tratados com 20% de extrato.

Em conclusão, a utilização de 20% ou 30% de extrato aquoso de *Cnidoscolus aconitifolius* durante um período de quatro semanas não tem efeito significativo (P>0,05) nas caraterísticas do sémen de carneiros anões da África Ocidental. No entanto, há uma redução significativa (P>0,05) na concentração de testosterona, o que indica uma redução da libido. Portanto, a alimentação prolongada *com Cnidoscolus aconitifolius* pode precipitar uma diminuição da função sexual, uma redução da libido e disfunção erétil devido à baixa concentração de testosterona e aos seus efeitos na hemoglobina, que podem precipitar anemia e, finalmente, infertilidade nos animais machos.

Capítulo 1

INTRODUÇÃO

1.1 Ovinos anões da África Ocidental

A origem da ovelha anã da África Ocidental (WAD) encontrada na zona de floresta tropical da África Ocidental e Central é algo obscura. Pode ser o resultado da seleção natural de cruzamentos entre Ovis longipes e o tipo primitivo Moufflon. Embora de tamanho pequeno, geneticamente não é um anão propriamente dito e está bem adaptado ao habitat da floresta tropical (Devendra e McLeroy, 1982).

A ovelha WAD é uma ovelha de tamanho relativamente pequeno, com um peso corporal médio na maturidade de 24 kg e 35 kg para as fêmeas e os machos, respetivamente. A pelagem é geralmente de cor branca ou uma mistura de branco e preto e o carneiro tem uma crina impressionante de 10 a 30 cm de comprimento e cornos em forma de meia-lua. A cauda é longa e o corno é espiralado. Esta raça encontra-se em todas as zonas mais húmidas da África Ocidental e é criada principalmente para carne (Payne, 1990).

Os machos são geralmente chifrudos, enquanto as fêmeas são polares. A cauda é fina, curta e carnuda. A pelagem é de pelo curto, com cores que variam do branco sólido ao castanho escuro, com todos os graus de manchas (Devendra e McLeroy, 1982).

As orelhas são curtas e muitas vezes picadas ou colocadas horizontalmente. Os machos (carneiros adultos) têm uma garganta pronunciada até ao peito e uma crina que se estende até aos ombros. A cabeça é longa e pesada, o perfil facial é convexo e a coloração dos olhos é preta. Os membros são curtos e delgados ou robustos, consoante a idade e o estado nutricional do animal. (Devendra e McLeroy, 1982).

1.2 Planta de Chaya

Cnidoscolus aconitifolius pertence à família Euphorbiaceae. O nome local "lyana Ipaja" para C. aconitifolius é comum entre o grupo étnico Yoruba que reside no Estado de Lagos e em Ibadan, na parte ocidental da Nigéria. Pode ser classificada como um arbusto, uma árvore ou uma planta tropical perene. A planta tem uma altura de cerca de 1,82,4 m (6-8 pés). Esta planta é também atractiva para abelhas, borboletas e pássaros. As folhas de *Cnidoscolus aconitifolius* são relativamente desconhecidas para a maioria do público nigeriano. Foi relatado que as folhas de *Cnidoscolus aconitifolius* são utilizadas como condimento para sopas na Nigéria, quer na forma processada quer na forma não processada (Oyagbemi *et al.*, 2008)

1.3 DECLARAÇÃO DO PROBLEMA

A chaya é tradicionalmente utilizada no tratamento de doenças, incluindo diabetes, obesidade, pedras nos rins, hemorróidas, acne e problemas oculares (Diaz Bolio, 1975). E os seus rebentos e folhas estão a ser dados aos animais como laxante, diurético, estimulante da circulação, para melhorar a digestão, para estimular a lactação (Rowe, 1994), mas há uma escassez de informação sobre as suas implicações na reprodução de animais, especialmente ovelhas.

1.4 OBJECTIVO DO ESTUDO

O estudo tem como objetivo descobrir os efeitos do extrato aquoso da folha de Chaya na:

(1) Caraterísticas do sémen (volume, motilidade, relação vivo/morto e morfologia) do carneiro anão da África Ocidental.

(2) Heamograma e parâmetros do ensaio hormonal do carneiro WAD.

Espera-se que a informação gerada faça parte de um pacote necessário para uma criação de ovinos rentável.

1.5 JUSTIFICAÇÃO

A Chaya está a ser dada aos animais como legumes, mas há escassez de informação sobre os seus efeitos na reprodução do carneiro. Assim, a necessidade de realizar este projeto para determinar os efeitos da planta Chaya sobre os potenciais reprodutivos do carneiro.

Capítulo 2

REVISÃO DA LITERATURA

2.1 O SISTEMA REPRODUTOR MASCULINO

Trata-se de

i) Testes

ii) Órgãos sexuais acessórios

iii) Pénis e prepúcio

2.2 ANATOMIA DO SISTEMA REPRODUTOR MASCULINO

Os testículos encontram-se numa dobra de pele conhecida como escroto (Ashdown e Hancock, 1980). A posição do testículo no escroto e a orientação do eixo longo do testículo diferem consoante a espécie (Hafez, 1982). A localização dos testículos fora do corpo do mamífero, a uma temperatura inferior à do corpo, foi reconhecida como um pré-requisito importante para o sucesso da espermatogénese (Matthew *et al,* 1975). O testículo contém uma massa de túbulos seminíferos rodeados por uma cápsula fibrosa pesada chamada túnica albugínea (Frandson *et al.,* 1981). A túnica vaginal própria cobre a maior parte da superfície do testículo, é uma membrana serosa e constitui a camada visceral do invólucro seroso do cordão umbilical e dos testículos (Sissons e Grossman, 1975).

Vários septos fibrosos ou trabéculas passam para dentro da túnica albugínea para formar uma estrutura de suporte dos túbulos seminíferos. As trabéculas se unem para formar um cordão fibroso, o mediastino do testículo. A rete testis consiste em canais anastomosados dentro do mediastino testis. Esses canais estão interpostos entre os túbulos seminíferos e o ducto eferente que se une ao ducto epididimário na cabeça do epidídimo. (Fradson *et al.,* 1981).

As células leydig são a fonte da hormona masculina (Bearden e Fuquay, 1992). As hormonas leutenizantes (LH) estimulam as células leydig a produzir testosterona e pequenas quantidades de androgénios. A testosterona é necessária para o desenvolvimento das caraterísticas sexuais secundárias e para o comportamento normal de acasalamento (Jost, 1970 e West, 1979). É também necessária para a função das glândulas acessórias e para a produção de espermatozóides. A manutenção de condições óptimas de espermatogénese ocorre nos túbulos seminíferos, durante a vida ativa, como resultado da estimulação por hormonas gonadotrópicas adeno-hipofisárias (Bearden e Fuquay, 1997).

2.2.1 ESCROTO E CORDÃO ESPERMÁTICO

O escroto é constituído por 3 camadas: a pele, os dartos e a fáscia escrotal (Sisson e Grossman, 1975). A pele na camada exterior é revestida por uma camada de fibras musculares lisas e tem grandes glândulas sudoríparas e sebáceas.

A túnica dartos divide o escroto em duas bolsas e está ligada à túnica vaginal na parte inferior de cada bolsa. A túnica dartos contrai-se no tempo frio e mantém os testículos mais perto da parede abdominal (Reece, 1997).

O cordão espermático liga o testículo ao seu mecanismo de suporte de vida, as artérias enroladas e o plexo venoso circundante, camiões nervosos compostos também por fibras musculares lisas, tecido conjuntivo e uma porção do canal deferente. Tanto o escroto como o cordão espermático contribuem para o suporte físico dos testículos e para a regulação da sua temperatura (Bearden e Fuquay, 1997)

2.2.2 EPIDIDIMIS

Os ductos que transportam os espermatozóides produzidos no testículo para o pénis são o ducto epididimário, o ducto deferente e a uretra (Janqueira et al., 1989).

O epidídimo é um órgão alongado que está intimamente ligado ao testículo (Philis, 1979). O epidídimo tem 3 partes, nomeadamente:

A cabeça (Caput epididymis).

A parte estreita intermédia, ou seja, o corpo (Corpo Epididimário).

A cauda (epidídimo caudal).

A cauda é continuada pelo ducto deferente, que está ligado à extremidade posterior do testículo pelo ligamento do epidídimo, que é formado por uma prega curta e espessa da túnica vaginal (Sissons e Grossman, 1975).

As funções do epidídimo são:

1) Transporta os espermatozóides - O fator mais importante que facilita este movimento através do epidídimo é a pressão da produção de novos espermatozóides (Bishop, 1970).

2) Concentra os espermatozóides - Os espermatozóides que entram no epidídimo a partir dos testículos do touro, carneiro e javali são relativamente diluídos, concentrando-se em cerca de 4 x 10^9/ml. A concentração de espermatozóides ocorre quando os fluidos que suspendem os espermatozóides nos testículos são absorvidos pelas células epiteliais do epidídimo. Isso ocorre progressivamente do caput, passando pelo corpus até a cauda do epidídimo.

3) Armazenamento - A maioria dos espermatozóides são armazenados na cauda do epidídimo, onde os espermatozóides concentrados são embalados no lúmen largo. As condições são óptimas na cauda para preservar a viabilidade dos espermatozóides por um período prolongado.

4. Maturação - Os espermatozóides nos túbulos seminíferos, ductos eferentes e porção proximal do epidídimo são imóveis, assim eles passam através destes ductos excurrentes como corpos inertes (Akusu, 1981) estes não têm capacidade de motilidade nem fertilidade. À medida que passam pelo epidídimo, os espermatozóides ganham a capacidade de fertilizar na cauda, e depois começam a envelhecer e a deteriorar-se se não forem removidos (Bearden e Fuquay, 1997).

2.2.3 GLÂNDULAS SEXUAIS ACESSÓRIAS

As glândulas sexuais acessórias fornecem secreções que desembocam na uretra pélvica perto da sua origem. O seu tamanho e forma variam consoante as espécies e podem estar ausentes em algumas.

Estas glândulas fornecem um veículo líquido para o transporte de espermatozóides e também fornecem uma solução tampão, que contém nutrientes e outras substâncias para uma óptima motilidade e fertilidade do sémen (Roberts, 1971).

Os órgãos sexuais acessórios do homem estão situados atrás do colo da uretra. As aberturas da próstata e da vesícula seminal situam-se perto do colo da bexiga urinária. As glândulas bulbouretrais e as glândulas de Cowper estão situadas mais posteriormente, inseridas no músculo esquelético associado à raiz do pénis no arco isquiático.

O ducto da vesícula seminal está intimamente relacionado com a abertura terminal do canal deferente, que se abre separadamente. O fornecimento de sangue arterial à glândula acessória provém dos ramos viscerais das artérias ilíacas intestinais (Cole e Cupps, 1977) e o canal deferente é um tubo muscular que conduz os espermatozóides do epidídimo para a uretra.

As glândulas da vagina descarregam a sua secreção antes do orgasmo e o líquido limpa a uretra da urina. O líquido vesicular seminal e as secreções das glândulas prostáticas transportam os espermatozóides através da uretra. Elas activam os espermatozóides quiescentes do epidídimo, aumentando a temperatura e fornecendo electrólitos através da contribuição de ácido cítrico, que proporciona um efeito tampão e fornece energia sob a forma de frutose para o metabolismo dos espermatozóides (Arthur et al., 1985).

2.2.4 O PÉNIS

É o órgão masculino de cópula através do qual a urina e o sémen passam pelo pénis uretral (Reece, 1997). O pénis é um órgão copulatório, de forma cilíndrica e dura, que se estende desde o ísquio até perto do umbigo (Arthur, 1979). A raiz do pénis está ligada às partes laterais do arco isquiático por duas crura, que convergem e se unem abaixo do arco (Sisson et al., 1975).

2.3 Ovelha anã da África Ocidental

A ovelha anã da África Ocidental, que também é conhecida como Djalloke, Guiné Anã dos Camarões, encontra-se em todas as zonas húmidas da África Ocidental (Devendra e McLeroy, 1982, Payne, 1992). Tendem a ser necrófagos, extremamente resistentes e não sucumbem facilmente a infecções parasitárias (Ositelu, 1981). O pelo fino é curto e as cores variam muito, desde o branco sólido ao preto ou castanho, com todos os graus de combinações. Os machos adultos possuem uma crina com 10 a 30 cm de comprimento e cornos em forma de meia-lua. As orelhas são pequenas e horizontais e a cauda é fina, com cerca de 25 cm de comprimento.

Os pesos médios na maturidade situam-se entre 24 e 35 kg para as fêmeas e os machos, respetivamente. A altura ao ombro é de 55 cm para os machos adultos, mas menor para as fêmeas adultas (Payne, 1990).

2.3.1 Sistemas de gestão

Devendra e McLeroy, (1982) classificaram os sistemas de gestão da criação de ovinos e caprinos nas regiões tropicais em cinco, nomeadamente: amarração, produção extensiva, produção semi-intensiva, produção intensiva e integração na agricultura.

Na zona de floresta húmida do sul da Nigéria, tal como noutras partes da África tropical, amarrar as ovelhas e cabras anãs da África Ocidental é uma prática comum (Omeke, 1988). Trata-se de amarrar o animal a um suporte rígido num pasto natural, usando uma corda de cerca de 3-5m de comprimento. O comprimento da corda limita as circunferências de pastagem do animal. A principal vantagem de usar este sistema é que os animais são controlados, há danos limitados às culturas e facilita a alimentação in situ de resíduos de culturas (Devendra e McLeroy, 1982).

No sistema extensivo, as ovelhas e as cabras podem andar livremente. Elas alimentam-se de quaisquer alimentos que estejam imediatamente disponíveis perto das explorações agrícolas e dos agregados familiares circundantes, por exemplo cascas de tubérculos de mandioca, cascas de banana e outros resíduos de cozinha (Devendra e McLeroy, 1982; Akusu, 1994). É necessário pouco trabalho, exceto que os animais regressam à casa do seu dono ao anoitecer e partem de novo ao amanhecer. Os animais sob este sistema de maneio causam muitos danos ao ambiente e às explorações agrícolas.

A gestão intensiva envolve a criação de ovinos e caprinos em confinamento com acesso limitado à terra. Este sistema de maneio é importante nas zonas urbanas e nos lugares onde existem legislações que proíbem os animais domésticos de andarem à solta (Akusu, 1994). As maiores vantagens deste método são a conversão eficaz dos resíduos das culturas, o controlo dos animais, poucos danos para o ambiente e para as culturas e a utilização de mão de obra familiar barata e não remunerada, com baixos custos de oportunidade (Devendra e McLeroy, 1982). No entanto, a escolha da folhagem pelos animais está limitada ao que lhes é trazido.

O sistema de maneio semi-intensivo consiste em levar os animais a pastar ao fim da tarde, durante 2 a 4 horas, e devolvê-los à exploração antes do anoitecer. Normalmente, os agricultores trazem de volta folhas de árvores cortadas e erva para alimentar os animais antes da próxima ronda de pastagem (Devendra e McLeroy, 1982).

Quando a criação de ovinos e caprinos é integrada na agricultura, o sistema pode ser extensivo, intensivo ou semi-intensivo. As ovelhas e as cabras são integradas em culturas de plantação como a borracha, o óleo de palma e o coco. A vegetação rasteira das plantações, principalmente gramíneas, ervas daninhas e leguminosas, pode ser utilizada desta forma e convertida em produtos animais úteis.

Os benefícios da integração de ovinos e caprinos com as culturas incluem: aumento da fertilidade da terra através do retorno do estrume e da urina dos animais, controlo do crescimento de ervas sob as árvores, gestão mais fácil das culturas arbóreas e maiores retornos económicos para o agricultor, tanto da componente vegetal como da componente animal (Devendra e McLeroy, 1982).

2.4 Suplementação alimentar e desempenho reprodutivo

2.4.1 Normas de alimentação

Um dos aspectos mais importantes da alimentação que influencia a capacidade dos ovinos ou caprinos de ingerirem nutrientes suficientes é o seu apetite. Os animais estão limitados à quantidade de alimentos que podem consumir e, no caso dos ruminantes, isto é designado por "ingestão de matéria seca" (DMI) (Devendra e McLeroy, 1982). É importante falar sobre o material alimentar em termos de peso seco, pois é a parte que contém os nutrientes. O peso fresco de uma cultura de raiz como a mandioca seria enganador. É interessante notar a variação no DMI dos ovinos e caprinos adultos nas regiões tropicais. Em primeiro lugar, os ovinos e caprinos autóctones (raças de carne e de leite) nos trópicos, alimentados com apetite, têm um DMI de 1,8% a 4,7% do peso corporal, equivalente a 40,5 a 131,1 g/kg de peso corporal por dia. Destas, as raças de carne têm uma DMI diária de 1,8% a 3,8% do peso corporal e as raças leiteiras têm valores mais elevados de 2,0 a 4,7% do peso corporal, correspondendo a consumos de 40,5 a 127,3 g/kg de peso corporal diariamente e 41,1 a 131,1g/kg de peso corporal, diariamente, respetivamente (Devendra e McLeroy, 1982).

2.4.2 Maturidade sexual e ciclo estral

O início do cio nas ovelhas de raças tropicais ocorre pela primeira vez aos 6-10 meses de idade, variando de 5-12 meses ou mais (Devendra e McLeroy, 1982). Nas regiões temperadas, algumas ovelhas podem atingir a maturidade sexual aos 4-7 meses de idade e o primeiro cio pode ocorrer em borregas de raças de carneiro com 8-10 meses de idade (Payne, 1992). Observou-se que as ovelhas anãs da África Ocidental parecem atingir a maturidade sexual mais cedo do que as outras raças tropicais, mas que todas elas atingem a maturidade mais tarde do que as raças de tipo temperado geridas na zona temperada (Payne, 1990).

A duração do ciclo estral parece ser semelhante nas ovelhas temperadas e tropicais. Por exemplo, na raça Awassi, Amir e Volcani (1965) referiram que a duração média do ciclo era de 18 (16 - 21) dias, enquanto que na raça Djallonke foi referido que era de

17.4 (16-19) dias (Berger, 1983). A duração média do cio parece ser a mesma nas raças de ovelhas tropicais e temperadas (18-24 horas), embora tenha sido registada como sendo de cerca de 36 horas nas ovelhas Djallonke (Berger, 1983).

A duração do ciclo estral nas raças caprinas tropicais é de 18-21 dias (o mesmo que nas ovelhas) e a duração do cio é de cerca de 24-36 horas (Payne, 1992; Akusu, 2003). Na maior parte das raças tropicais de ovinos e caprinos, o cio ocorre durante todo o ano, ao contrário das raças de temperatura, que têm uma reprodução sazonal (Payne, 1990).

A ocorrência e a duração do cio parecem não ser afectadas pela suplementação alimentar e pelo nível de nutrição, embora Akusu, (2003) tenha sugerido que uma nutrição deficiente causava ciclos irregulares.

2.4.3 Taxa de ovulação

A taxa de ovulação é um fator determinante do sucesso reprodutivo, pois estabelece o limite superior do número de crias que podem ser produzidas (Akusu, 2003). Dados indirectos de estudos realizados em matadouros mostram que a taxa média de ovulação tende a aumentar a idade e o peso corporal.

A avaliação indireta da taxa de ovulação pode ser feita através do número de crias por fêmea. Isto sugere que a ovulação gemelar pode ser elevada na cabra anã da África Ocidental

(Akusu, 2003) mas baixa na ovelha anã da África Ocidental (Ngere, 1973).

2.5 Reprodução no carneiro

O carneiro é o membro mais importante do rebanho, mas frequentemente o mais negligenciado. Ele não apenas contribui com metade dos genes do rebanho, mas seu sucesso como reprodutor contribuirá muito para garantir uma safra de cordeiros lucrativa. (Susan Schoenian, 2012)

2.5.1 Puberdade

A puberdade é a idade em que os órgãos reprodutores do carneiro se tornam funcionais, as suas caraterísticas sexuais secundárias se desenvolvem e ele está pronto para acasalar com sucesso com as ovelhas. A maioria dos borregos atinge a puberdade entre os 5 e os 7 meses de idade, com 50 a 60 por cento do seu peso adulto.

O início da puberdade é afetado pela raça, pela genética e pela nutrição. Os borregos com um baixo nível de nutrição podem não atingir a puberdade antes dos 12 meses de idade ou mais. Algumas raças atingem a puberdade mais cedo do que outras raças: as raças prolíficas e as ovelhas de pelo. As raças de carne tendem a atingir a puberdade mais cedo do que as raças de lã. (Susan Schoenian, 2012)

2.5.2 Espermatogénese

O esperma é a célula reprodutora masculina. A produção de esperma demora cerca de 49 dias (7 semanas) nos carneiros. O tamanho dos testículos é uma boa indicação da capacidade de produção de esperma de um carneiro. A palpação do epidídimo é um guia útil para determinar as reservas de esperma. Uma cauda grande e firme é indicativa de boas reservas, enquanto uma cauda pequena e macia indicaria o contrário. (Susan Schoenian, 2012).

A nutrição pode ter um efeito dramático no tamanho dos testículos. A investigação demonstrou que a melhoria da ingestão nutricional durante o período de dois meses antes da reprodução pode aumentar o tamanho dos testículos e a subsequente produção de esperma até 100 por cento. Ao mesmo tempo, a sobrealimentação pode ter um efeito prejudicial na produção de esperma. (Susan Schoenian, 2012).

Para que ocorra uma produção normal de esperma, os testículos têm de estar a uma temperatura vários graus abaixo da temperatura normal do corpo. O carneiro tem grandes glândulas sudoríparas na pele do escroto e um sistema de músculos que elevam ou baixam os testículos no corpo para regular a temperatura. (Susan Schoenian, 2012).

2.5.3 Efeitos sazonais na reprodução

Os ovinos nativos de climas temperados são normalmente bastante sazonais nos seus hábitos reprodutivos, embora os carneiros sejam menos afectados do que as ovelhas. O tamanho dos testículos, a produção de esperma e a capacidade de acasalamento de um carneiro variam consoante a estação do ano, sendo mais elevados durante a época normal de reprodução no outono. (Susan Schoenian, 2012)

Algumas raças como a Dorset, a Rambouillet, a Merino, a Polypay, a Finnsheep, a Romanov e as ovelhas de pelo são muito menos sazonais no seu comportamento reprodutivo:. A temperatura é também um componente sazonal que afecta a fertilidade do carneiro. Uma alteração de apenas meio grau na temperatura corporal pode reduzir a espermatogénese e/ou a libido. (Susan Schoenian, 2012)

2.5.4 Acasalamento

A ovelha em cio procura geralmente o carneiro. Ela fareja-o e persegue-o. O carneiro responde à micção da ovelha em cio farejando, estendendo a perna e enrolando o lábio. O enrolar do lábio é designado por "resposta flehmen". Se a fêmea estiver recetiva, ela levantar-se-á para o acasalamento. O carneiro pode falhar em várias tentativas iniciais de montar a ovelha. Pode acasalar repetidamente com a mesma ovelha. Os carneiros tendem a escolher ovelhas mais velhas em vez de ovelhas mais novas e, por vezes, escolhem ovelhas da sua própria raça em vez de ovelhas de outra raça (Susan Schoenian, 2012)

Alguns produtores preferem utilizar um carneiro por grupo de ovelhas. Se for utilizado mais do que um carneiro, o(s) mais velho(s) dominará(ão) normalmente o(s) mais novo(s) e pode(m) impedir que o(s) menos dominante(s) se reproduza(m). Os carneiros podem lutar em detrimento das ovelhas em acasalamento. Será mais difícil detetar carneiros inférteis ou carneiros orientados para o macho em situações de vários machos. Em grandes rebanhos, são normalmente necessários acasalamentos com vários machos. Por outro lado, os acasalamentos com um único reprodutor correm o risco de ter baixas taxas de conceção ou uma estação de parição prolongada se for utilizado um carneiro com fertilidade ou libido reduzida.

2.5.5 Exame de sanidade reprodutiva

O objetivo de um exame de sanidade reprodutiva (BSE) é avaliar a capacidade potencial de reprodução de um carneiro. Uma baixa percentagem de carneiros é estéril, mas muitos carneiros têm uma fertilidade reduzida. A investigação demonstrou que 10 a 15 por cento dos carneiros que são submetidos a um EEB falham ou têm uma fertilidade questionável. O exame consiste em duas partes: um exame físico e uma avaliação do sémen.

Os carneiros devem ser avaliados em termos de claudicação, condição corporal e quaisquer outros defeitos que possam interferir com o processo de reprodução. Os carneiros não devem ter podridão ou escaldão nos pés e, se necessário, devem ter os cascos aparados. O estado geral de saúde do carneiro deve ser avaliado através da observação dos olhos, das patas, das pernas, do prepúcio e do pénis, para detetar quaisquer defeitos que possam interferir com a reprodução. O escroto e o seu conteúdo devem ser cuidadosamente examinados e palpados.

Os testículos e o epidídimo devem ser palpados. Um testículo que tenha tecido cicatricial ou que seja anormalmente pequeno reduzirá a capacidade de reprodução e a resistência do carneiro. O inchaço do epidídimo pode ser uma indicação precoce de epididimite *(Brucella ovis)*.

2.5.6 Circunferência escrotal

A circunferência escrotal (largura dos testículos no ponto mais largo) deve ser medida, pois dá uma boa indicação da capacidade de reprodução de um carneiro. A produção de esperma está diretamente relacionada com a largura dos testículos. A circunferência escrotal varia consoante a estação do ano e a condição corporal, mas deve atingir o seu pico máximo durante a época de reprodução no outono (Susan Schoenian, 2012).

Os borregos com um perímetro escrotal inferior a 30 centímetros e os carneiros adultos com um perímetro escrotal inferior a 32 centímetros não devem provavelmente ser utilizados para reprodução. Existem algumas provas que sugerem que os carneiros com testículos maiores geram ovelhas mais prolíficas.

Circunferência escrotal (cm)

	Questionável	Satisfatório	Excecional
Borregos de carneiro, 8-14 meses	< 30	30-36	>36
Carneiros maduros, > 14 meses	< 32	32-40	>40

Fonte: Manual de Produção de Ovinos, 2002

2.5.7 Libido (desejo sexual)

A vontade de acasalar ovelhas é muito variável entre os carneiros e pode ter um impacto importante na produção ovina, especialmente num esquema de acasalamento de um só macho. A libido é o desejo de acasalar de um carneiro. É regulada pela libertação de testosterona, produzida por células especializadas nos testículos (Susan Schoenian, 2012) .

Algumas raças de carneiros apresentam libido quase continuamente quando atingem a puberdade. Noutras raças, há um declínio acentuado da libido durante a época não reprodutiva. Os carneiros subnutridos e obesos podem apresentar uma libido reduzida. O desejo de acasalar de um carneiro também diminui com a idade e com doenças, como a artrite.

Alguns carneiros têm uma libido inerentemente fraca. De facto, estudos demonstraram que até 15 por cento (média de 8 a 10 por cento) dos carneiros são homossexuais e não acasalam com ovelhas. Ao contrário dos machos heterossexuais, os carneiros orientados para o sexo masculino não registam um pico de LH quando expostos a ovelhas com cio. Têm também uma capacidade reduzida de produção de testosterona.

Os cientistas animais estão a tentar desenvolver uma análise ao sangue que permita identificar os carneiros que não acasalam com as ovelhas. Existem algumas provas que sugerem que a criação de carneiros num ambiente exclusivamente masculino pode ter um efeito prejudicial no comportamento de acasalamento.

Pode ser efectuado um "teste de capacidade de serviço" para determinar o desejo de um carneiro de acasalar com ovelhas. Num teste de capacidade de cobrição, os carneiros são expostos a ovelhas em cio e a sua atividade reprodutiva é registada durante um período de duas semanas ou mais. A investigação demonstrou que o teste de capacidade de cobrição é útil para identificar carneiros com baixo e alto desempenho.

A capacidade de servir dos carneiros pode ser afetada in utero pelo número e sexo dos irmãos. Os carneiros nascidos em gémeos têm a maior capacidade de cobrição e os carneiros nascidos solteiros a menor. Num outro estudo, a seleção a longo prazo para a taxa de reprodução em ovelhas não afectou o comportamento de acasalamento da descendência masculina. No entanto, a capacidade de servir ou o comportamento reprodutivo é uma caraterística hereditária. A forma mais simples de um produtor avaliar o comportamento de acasalamento é observar o desempenho reprodutivo à medida que os carneiros são expostos às ovelhas.

2.5.8 Gestão de carneiros

Um carneiro pode perder até 15% do seu peso corporal durante a época de reprodução.

Consequentemente, os carneiros têm de estar em boas condições corporais na altura da reprodução (índice de condição 3 a 4). Os carneiros magros (índice de condição 1 ou 2) podem ter dificuldade em fazer com que as ovelhas procriem, enquanto os carneiros obesos (índice de condição 5) podem ser demasiado preguiçosos para procriar e a sua fertilidade pode ser afetada durante os períodos de calor.

Os carneiros devem ser tosquiados, tratados contra parasitas internos (se necessário), ter as patas aparadas e começar a receber a dieta que irão consumir durante a reprodução 2 a 4 semanas antes da reprodução. Eles devem ser incluídos no programa de vacinação do rebanho.

2.6 MÉTODOS DE COLHEITA DE SÉMEN

Foi relatado que o sémen é armazenado antes da ejaculação na cauda do epidídimo que está posicionado ventralmente aos testículos. Foram utilizados vários métodos para obter amostras de sémen de animais, incluindo a utilização de :

Vagina artificial

Electroejaculação

Massagem (cloaca/peniana/rectal)

Masturbação

Utilização de preservativo

Zemjanis, (1977).

2.6.1 MÉTODO DE ELECTROEJACULAÇÃO

Este método baseia-se no princípio da estimulação eléctrica dos centros de ereção e ejaculação (no cérebro através do SNC), pelo que a ereção e a ejaculação podem ser obtidas em animais que não estão dispostos a servir, tal como referido por Oyeyemi *et al.* (2001). Assim, os animais com baixa libido/aptidão para o acasalamento podem ser utilizados para reprodução.

Este método é utilizado através de uma sonda metálica única com eléctrodos bipolares ligados a um reóstato. O prepúcio é limpo correta e cuidadosamente antes de se inserir a sonda rectal. A estimulação começa com a tensão mais baixa possível. São aplicados estímulos de tensão mais elevada até se obter uma ereção e se observar o gotejamento da vesícula seminal. São aplicados estímulos repetidos até se verificar a ereção/protrusão do pénis e a descarga de um líquido mais opaco. Um funil que conduz a um frasco de recolha de sémen é colocado (sem contacto) sobre a glande do pénis para recolha da ejaculação. (Oyeyemi *et al.*, 2001).

2.7 Avaliação do sémen

Hafez (1970) definiu o sémen como a suspensão celular líquida ou semi-gelatinosa que contém espermatozóides e secreções dos órgãos sexuais do sistema reprodutor masculino. O sémen é também uma mistura de células espermáticas e do plasma seminal das glândulas acessórias. Para além de avaliar a fertilidade de um macho reprodutor pela sua capacidade de produzir uma gravidez no acasalamento com uma fêmea, a avaliação ou o exame do seu sémen pode também ser utilizado para avaliar a sua fertilidade. A avaliação do sémen permite a previsão dos níveis de fertilidade e também o diagnóstico de doenças do aparelho reprodutor masculino.

Têm de ser efectuados vários testes aos diferentes parâmetros do sémen antes de se formar uma opinião sobre a qualidade do sémen. Os diferentes parâmetros que podem ser testados incluem:

- Cheiro
- Cor/consistência
- Volume
- Atividade em massa
- Percentagem de motilidade
- Percentagem de habitabilidade
- A concentração
- Anomalias morfológicas do esperma
- pH, testes bioquímicos, fotometria, etc.

a. Cor

A avaliação inicial do sémen inclui um exame macroscópico imediato para determinar o volume e a cor adequados, de acordo com Laing *et al.* (1988). A cor é determinada enquanto o sémen ainda se encontra no tubo coletor. De acordo com Arthur, (1979), quando inspeccionada no tubo coletor, a amostra de sémen deve ser um fluido homogéneo leitoso a cremoso e isento de pus e sangue. A cor da amostra de sémen é parcialmente determinada pela concentração de espermatozóides e por outros factores, tais como a presença de contaminantes.

b. Volume

O volume de sémen varia consoante a espécie, a raça, a idade e a frequência, tal como referido por Robert, (1971). Foi referido que o modo de colheita de sémen afecta o volume de sémen colhido. Oyeyemi et al. (1998) referiram que a amostra de sémen recolhida por electroejaculação tem um volume ligeiramente superior ao das amostras recolhidas por via vaginal artificial. O volume do ejaculado também pode ser afetado pela nutrição, raça e idade (Oyeyemi et al., 1998).

c. Atividade em massa

A atividade da massa, a motilidade, a percentagem de vivacidade e as caraterísticas morfológicas são determinadas por exame microscópico da amostra de sémen. A concentração do sémen é determinada de várias formas que incluem o uso de hemacitómetro, fotoelétrico, colorímetro, câmara de comparação e também pelo uso de espermatócrito. (Coffin, 1953)

2.7.1 Anomalias morfológicas do esperma

Cambell e Lasley (1973) relataram que cada ejaculado de sémen contém alguns espermatozóides morfologicamente anormais. O intervalo esperado de 8 - 10% não tem efeito na fertilidade em sémen de alta qualidade do total contado. Geralmente, a fertilidade é afetada negativamente quando o total de anomalias morfológicas excede 20% (Maule, 1962).

As anomalias dos espermatozóides eram anteriormente classificadas com base no local de origem na genitália ou sequelas de uma má manipulação do sémen. Elas estão listadas a seguir:

- Anomalias primárias
- Anomalias secundárias
- Anomalias terciárias

2.7.2 Anomalias primárias

Estas são anomalias dos espermatozóides que se originam durante o desenvolvimento dos espermatozóides nos túbulos seminíferos, ou seja, durante a espermatogénese. Estas reflectem anomalias como resultado de causas congénitas e hereditárias, temperaturas elevadas e doenças como a brucelose. Estes incluem cabeças piriformes, cabeça pequena, cabeça estreita, cabeças gémeas, peça média dupla, peça média enrolada, peça média ligada abaxialmente, cauda dupla, rudimentar e enrolada de acordo com Laing (1979).

2.7.3 Anomalias secundárias

Estas anomalias são devidas a alterações que ocorrem durante o movimento e armazenamento no epidídimo. De acordo com Laing (1979), estas podem resultar de um movimento demasiado rápido dos espermatozóides através do epidídimo, estimulação sexual excessiva, exposição a temperaturas adversas e anomalias das glândulas sexuais acessórias.

Estas anomalias secundárias incluem uma peça média curvada, gotículas citoplasmáticas retidas, cauda destacada, cauda enrolada e cauda dobrada.

2.7.4 Anomalias terciárias

Estas devem-se a técnicas de manipulação inadequadas após a colheita do sémen. Técnicas de manuseamento impróprias, choque frio, golpe de calor, efeitos osmóticos, toxicidade dos corantes usados e mudanças no pH. Os defeitos morfológicos terciários incluem caudas dobradas, cabeças de espermatozóides sem cauda, peça intermediária com saliências (Laing 1979). É necessário um manuseamento cuidadoso durante a colheita e o exame para evitar estas anomalias.

2.8 HORMONAS

As hormonas são substâncias químicas que são produzidas e transportadas pelo sangue para vários órgãos do corpo, para influenciar as actividades desses órgãos e para integrar componentes do organismo. As hormonas regulam as taxas de processos específicos, mas não contribuem com energia para o processo nem iniciam reacções metabólicas; em vez disso, as hormonas influenciam uma reação existente que, normalmente, envolve uma enzima. Por conseguinte, uma produção excessiva de hormonas pode ser tão prejudicial como uma deficiência, uma vez que uma reação existente pode ser estimulada em excesso (Mc Donald, 1975)

2.8.1 Testosterona

A testosterona é uma hormona esteroide do grupo dos androgénios. Nos mamíferos, a testosterona é secretada principalmente nos testículos dos machos e nos ovários das fêmeas; embora pequenas quantidades também sejam secretadas pelas glândulas supra-renais. É a principal hormona sexual masculina e um esteroide anabolizante.

Nos homens, a testosterona desempenha um papel fundamental na saúde e no bem-estar, bem como no funcionamento sexual. Os exemplos incluem o aumento da libido, o aumento da energia, o aumento da produção de glóbulos vermelhos e a proteção contra a osteoporose.

Tal como outras hormonas esteróides, a testosterona é derivada do colesterol. As maiores quantidades de testosterona são produzidas pelos testículos nos homens. Também é sintetizada em pequenas quantidades nas mulheres pelas células theca dos ovários, pela placenta, bem como pela zona reticular do córtex adrenal em ambos os sexos.

Nos testículos, a testosterona é produzida pelas células de Leydig. A glândula genital masculina também contém células de sertoli que necessitam de testosterona para a espermatogénese. Como a maioria das hormonas, a testosterona é fornecida aos tecidos-alvo através do sangue, onde grande parte é transportada ligada a uma proteína plasmática específica, a Globulina de Ligação às Hormonas

Sexuais (SHBG).

2.8.2 Factores que afectam os níveis de testosterona

1. Motivação implícita para o poder prevê um aumento do nível de testosterona nos homens.

2. O envelhecimento reduz a libertação de testosterona libertação.

3. Hipogonadismo.

4. O sono aumenta o nível noturno de testosterona.

Em geral, os androgénios promovem a síntese de proteínas e o crescimento dos tecidos com receptores de androgénios. O efeito da testosterona pode ser classificado como anabólico e virilizante.

Os efeitos anabólicos incluem o aumento da massa muscular e da força, bem como a estimulação do crescimento linear e da maturação óssea.

Os efeitos virilizantes incluem a maturação dos órgãos sexuais, particularmente o pénis e a glande do pénis e a formação do escroto no nascituro e na puberdade (Lersen, 2003).

PLANTA DE CHAYA

2. 9. 0 ORIGEM

A chaya é originária do México. Há muito que é utilizada pelos Maias da Península de Yucatan. O rótulo "Chaya" deriva do nome maia "Chay" para esta espécie. A Chaya também é registada em partes das Honduras e da Guatemala. Foi introduzida noutras regiões tropicais e subtropicais, incluindo a Índia, o Gana, Cuba, o sul da Flórida, o sul do Texas, as Índias Ocidentais e o Havai. A variedade cultivada altamente estéril "Chayamansa" é considerada um derivado da espécie selvagem, C. *anonitifolius.*

A Chaya, também conhecida como **espinafre-árvore,** é um arbusto perene de folhas grandes e de crescimento rápido. Tem caules suculentos que exsudam uma seiva leitosa quando cortados. Pode crescer até aos 6 metros de altura, mas é normalmente podada até cerca de 2 metros para facilitar a colheita das folhas. É popular no México e na América Central como vegetal de folha, é cozinhado e comido como os espinafres porque as folhas cruas são tóxicas.

É taxonomicamente reconhecida como pertencente a *Cnidoscolus aconitifolius* (Miller) I. M. Johnston subsp. *Aconitifolius.* O nome *Cnidoscolus chayamansa* Mc Vaugh é ainda por vezes utilizado.

2.9.1 CULTIVO

A Chaya, caraterística das regiões tropicais secas, apresenta uma tolerância excecional à seca. No

entanto,

também se adapta bem a regiões de baixa altitude nos trópicos quentes e húmidos. Pode morrer até

à base

base devido a geadas ocasionais em climas subtropicais, mas normalmente sobrevive, produzindo

rebentos

a partir da base. A Chaya não tolera solos encharcados e foi morta por água parada durante alguns

dias.

água parada durante alguns dias. As variedades de chaya cultivadas normalmente não dão sementes,

pelo que são

propagadas por corte do caule. As estacas grandes, algo lenhosas, com 15-60 cm de comprimento

são

cortada e plantada na vertical ou inclinada num solo húmido (não encharcado). As plantas novas requerem pouca atenção após o seu estabelecimento; no entanto, as plantas jovens devem ser cobertas com cobertura vegetal para suprimir o crescimento de ervas daninhas e a perda de água do solo por evaporação. O crescimento da chaya é rápido durante as estações de crescimento; os utilizadores da chaya podem ter de podar as plantas para manter um tamanho manejável para a colheita. A mamão é fácil de cultivar, muito resistente e sofre poucos danos de insectos. É tolerante a chuvas fortes e tem alguma tolerância à seca. A propagação vegetativa é normalmente feita por estacas de caule lenhoso com cerca de 15 a 20 cm de comprimento, uma vez que as sementes só raramente são produzidas. O crescimento inicial é lento, pois as raízes demoram a desenvolver-se nas estacas, pelo que as folhas não devem ser colhidas antes do segundo ano. As folhas da Chaya podem ser colhidas continuamente, desde que não sejam retiradas mais de 50% das folhas da planta. É necessário deixar folhas suficientes para garantir o crescimento saudável de novas plantas. (Mc Vaugh, 1944).

2.9.2 COLHEITA E PRODUÇÃO DE SEMENTES

Se as folhas forem colhidas de uma planta jovem de chaya, pode ocorrer atrofiamento. No entanto, as plantas estabelecidas suportam a colheita repetida das pontas do caule e das folhas jovens até duas a três vezes por semana. As folhas jovens perto do caule são as mais tenras. As folhas com metade do tamanho maduro ou mais pequenas são as melhores para comer. Devem ser usadas luvas durante a colheita das variedades brava para evitar reacções de inflamação da pele devido ao contacto com os pêlos que picam. (Mc Vaughn, 1944).

2.9.3 UTILIZAÇÕES

As folhas jovens e os caules espessos e suculentos da mamão são um legume saboroso, nutritivo e não fino quando cozinhado. Tanto as variedades domesticadas, conhecidas como chaya mansa, como as formas selvagens, chaya brava, são comestíveis. No entanto, as formas selvagens possuem, carateristicamente, pêlos epidérmicos que picam e que são altamente irritantes para a pele do colhedor. A planta inteira pode ser

moídas, secas e utilizadas como alimento para animais. Os Maias alimentam as galinhas com folhas de chaya e a farinha de folhas de chaya foi desenvolvida como alimento para galinhas no Gana.

Culinária e nutrição - O valor nutritivo da chaya é estimado por algumas fontes como sendo muito superior ao da maioria dos outros vegetais de folha, como os espinafres, a couve chinesa e o amaranto. É uma boa fonte de proteínas; cálcio, fósforo e ferro; e vitaminas A e C, bem como niacina, riboflavina e tiamina. As folhas e a ponta do caule são normalmente cortadas em pedaços antes de serem cozinhadas, tal como os espinafres. Os pedaços das folhas e das pontas da Chaya também são adicionados a sopas e guisados ou misturados com cebola e ovo para fazer tortilhas. A Chaya é uma boa fonte de proteínas, vitaminas, cálcio e ferro. No entanto, as folhas de Chaya cruas são tóxicas, pois contêm um glicosídeo que pode libertar cianeto tóxico. A cozedura é essencial antes do consumo para inativar os componentes tóxicos; neste aspeto, a papaia é semelhante à mandioca, que também contém glicosídeos cianídricos tóxicos e deve ser cozinhada antes de ser consumida. Algumas variedades têm pêlos que picam e requerem luvas para a colheita. A cozedura destrói os pêlos urticantes.

2.9.4 COMPOSIÇÃO NUTRICIONAL

As folhas de Chaya contêm quantidades substancialmente maiores de nutrientes do que as folhas de espinafre. A folha de Chaya é especialmente rica em proteínas (5,7%), fibra bruta (1,9%), cálcio (199,4mg/100 g), potássio (217,2mg /100 g), ferro (11,4mg /100g), vitamina C (164,7mg/100g), e caroteno 0,085mg /100 g (Martin e Ruberte, 1978; Munsell et al., 1949; Booth et al., 1992). Em termos de valor nutritivo médio, as folhas de chaya (14,9%) são de longe superiores a outros vegetais de folha verde como os espinafres (6,4%), o amaranto (11,3%), a couve chinesa (7,0%) e a alface (5,4%) (Grubben, 1978). Embora alguns legumes de folha verde comestíveis sejam geralmente boas fontes de macronutrientes minerais (Levander, 1990), a folha de chaya fornece quantidades apreciáveis de vários dos macronutrientes minerais essenciais necessários para a manutenção da saúde humana. Por exemplo, o potássio demonstrou ser um importante 33

O ferro é um nutriente mineral importante no controlo da hipertensão e na redução dos riscos de acidente vascular cerebral (NRC, 1981), o cálcio é importante para a ossificação e o ferro é necessário para a hematopoiese normal (Hodges *et al,* 1978). Brise e Hallberg (1962) referiram que os legumes, como a papaia, com elevado teor de vitamina C podem aumentar a absorção de ferro não heme.

A análise de amostras cruas e cozinhadas de folhas de Chaya revelou que a cozedura pode aumentar a composição relativa de hidratos de carbono e gordura e diminuir a composição relativa de fibra bruta e proteína. Por outro lado, as amostras cozinhadas de folhas de Chaya eram consideravelmente mais ricas em cálcio, fósforo e ferro, enquanto o teor de potássio era relativamente mais baixo do que nas amostras cruas. O aumento de alguns dos nutrientes minerais pode dever-se ao processo de cozedura, que permite a extração do nutriente dos tecidos, aumentando assim a percentagem do elemento mineral e diminuindo o teor de humidade (Booth *et al.,* 1992).

2.9.5 Valor nutricional da papaia

O espinafre arbóreo *(Cnidoscolus chayamansa* Me Vaughn, Euphorbiaceae), chamado "chaya" no sul do Texas, é popular no México e na América Central e foi introduzido nos Estados Unidos (principalmente no sul do Texas e na Flórida) para uso potencial como vegetal folhoso e/ou como planta medicinal. A planta é um arbusto atraente, com 3 a 5 m de altura (Breckon, 1979). As folhas são largas e podem ser constituídas por 3 ou mais lóbulos com pecíolos carnudos. As flores de cor branca, que geralmente se apresentam em inflorescências ramificadas em cimeiras, podem conter arranjos de 3 bifurcações em que as flores pistiladas se expandem distalmente a partir da base dos lóbulos. As sementes e os frutos maduros são raros e desconhecidos (Mc Vaugh, 1944). Tradicionalmente, a Chaya tem sido recomendada para uma série de doenças, incluindo diabetes, obesidade, pedras nos rins, hemorróidas, acne e problemas oculares (Diaz Bolio, 1975). Os rebentos e folhas da mamão têm sido tomados como laxante, diurético, estimulante da circulação, para melhorar a digestão, estimular a lactação e endurecer as unhas (Rowe, 1994). Tal como a maioria das plantas alimentares, como o feijão-de-lima, a mandioca e muitos vegetais de folha, as folhas contêm glicosídeos cianídricos, um composto tóxico facilmente destruído pela cozedura. Apesar de algumas pessoas tenderem a comer folhas de Chaya cruas, não é sensato fazê-lo devido aos seus efeitos tóxicos.

Capítulo 3

MATERIAIS E MÉTODOS

3.1 ANIMAIS UTILIZADOS EM EXPERIÊNCIAS

O estudo foi efectuado em oito carneiros anões da África Ocidental saudáveis, mantidos na Unidade de Pequenos Ruminantes do Departamento de Cirurgia Veterinária e Reprodução da Universidade de Ibadan. A experiência teve a duração de 14 semanas. O peso dos animais variava entre 20 e 25 kg e tinham idades compreendidas entre 18 e 24 meses. Foram divididos em dois grupos A e B, com 4 animais por grupo.

3.2 GESTÃO DE ANIMAIS EXPERIMENTAIS

As ovelhas foram alojadas num recinto de betão e bem ventilado, com quatro animais por recinto. Estavam permanentemente no recinto e foram alimentadas com concentrados durante todo o período da experiência. O tamanho do recinto era de 4,7m x 3,14m. O recinto era limpo regularmente e as ovelhas eram estabilizadas ou deixadas aclimatar-se ao novo ambiente durante 2 semanas antes de serem alimentadas com extrato de folha de Chaya. Os animais foram desparasitados com Albendazole em bolus após a pesagem. Foram vacinados contra a Peste de Pequenos Ruminantes (PPR) utilizando a vacina contra a Peste de Pequenos Ruminantes (PPR) (NVRI, VOM) e foram prestados cuidados veterinários sempre que necessário. Os animais foram divididos em 2 grupos e alimentados com concentrados de ovinos contendo Proteína Bruta 19,16%, Fibra Bruta 6,63%, Gordura 3,67%, Energia 2.372Kcal, Cálcio 0,88%, Lisina 0,60% e diferentes volumes de extrato de folha de Chaya que contém níveis variáveis de extrato de folha de Chaya.

3.3 LOCALIZAÇÃO DO ESTUDO

Este estudo foi efectuado na Unidade de Pequenos Ruminantes e no laboratório de Teriogenologia do Departamento de Cirurgia e Reprodução da Universidade de Ibadan. A Universidade de Ibadan situa-se a cerca de 6 km a norte da cidade de Ibadan, na latitude 2nd longitude 3°54' Este, a uma altitude média de 277 m acima do nível do mar. A precipitação anual é de 1.200 mm, a maior parte da qual cai entre abril e novembro, e a estação seca vai de dezembro a março (Oyeyemi e Fayomi, 2011). Este estudo foi realizado entre abril e junho de 2012, sob a mesma temperatura ambiente (2731°c) e humidade relativa de cerca de 80%.

3.4 MATERIAL VEGETAL E GRUPOS DE TRATAMENTO

As folhas de *Cnidoscolus aconitifolius* foram colhidas no Campus da Universidade de Ibadan, Estado de Oyo, Nigéria, e foram identificadas no herbário do Departamento de Botânica da Universidade de Ibadan. As folhas foram colhidas, limpas, pesadas e maceradas. Foram adicionados diariamente 100 ml de água destilada a 20 g e 30 g de folhas de *Cnidoscolus aconitifolius.*

O grupo A foi alimentado com 20% de extrato de folhas de Chaya.

O grupo B foi alimentado com 30% de extrato de folhas de Chaya.

Este valor baseou-se no valor percentual recomendado por Oyagbemi (2008).

Cada carneiro dos grupos A e B recebeu 5 ml de extrato de folha de Chaya por via oral, uma vez por dia, durante um período de 4 semanas.

3.5 ANÁLISE DO SANGUE

3.5.1 Determinação do volume celular compactado (PCV) pelo método do microhematócrito.

Os tubos capilares simples foram enchidos com as amostras de sangue até 2/3 do seu comprimento total. A extremidade vazia de cada tubo foi colocada no hematócrito e centrifugada durante cinco minutos a uma velocidade de 3000 rotações por minuto e a percentagem do volume de células compactadas foi lida no leitor gráfico (Schalm *et al,* 1975).

3.5.2 Contagem de eritrócitos (RBC)

A contagem de hemácias foi efectuada com um hemocitómetro. Foi utilizada uma pipeta de diluição de eritrócitos para recolher as amostras de sangue até um ponto marcado com 0,5 na pipeta. A ponta da pipeta foi limpa de sangue e enchida com fluido diluidor de células sanguíneas retirado até um ponto marcado com 101 na pipeta. Em seguida, misturou-se tudo. Deitar fora cerca de um terço do conteúdo da pipeta e encher a câmara de contagem.

As células foram então observadas ao microscópio. Foram contados os eritrócitos em 5 dos 25 quadrados da zona central de cada câmara do hemocitómetro, tomando os 4 quadrados dos cantos e o quadrado central (Schalm *et al.*, 1975).

3.5.3 Contagem de leucócitos

A contagem total de glóbulos brancos foi efectuada num hemocitómetro, utilizando o líquido diluidor de glóbulos brancos. Utilizou-se uma pipeta de diluição de leucócitos para recolher a amostra de sangue até um ponto marcado com 0,5 e encher até à marca 11 utilizando o líquido de diluição de leucócitos. Os glóbulos brancos no quadrado de 4 cantos grandes da câmara do hemocitómetro foram então contados e o total multiplicado por 50 (Schalm *et al.*, 1975).

3.5.4 Contagem diferencial de glóbulos brancos

Foram utilizadas lâminas lisas e cuidadosamente limpas. Uma lâmina limpa com uma pequena gota de sangue foi colocada numa superfície plana. Em seguida, utilizou-se outra lâmina para fazer um esfregaço fino. Deixou-se a lâmina secar ao ar e depois fixou-se em metanol absoluto durante cerca de 5 minutos. Para a contagem de leucócitos, foram utilizadas lâminas coradas com Giemsa. Foram examinadas para detetar diferentes tipos de leucócitos sob imersão em óleo de um microscópio. Os diferentes tipos de leucócitos foram então expressos em percentagem do total (Reece, 1997).

3.6 PARÂMETROS TESTICULARES

3.6.1 Circunferência escrotal

A circunferência escrotal foi medida com uma fita métrica flexível; os dois testículos foram medidos em conjunto, colocando a fita na maior curvatura dos testículos e o comprimento escrotal foi também anotado. A pele do escroto foi examinada para detetar infecções cutâneas.

3.7 RECOLHA DE SÉMEN

O sémen foi recolhido dos carneiros utilizando o método de electro-ejaculação (Vaughan, 2000), e as amostras foram recolhidas uma vez em cada 2 semanas da experiência.

3.8 EXAME DO SÉMEN

Após a colheita do sémen, as amostras foram analisadas prontamente, tal como modificado por Oyeyemi *et al,* (2001), e foram avaliados os seguintes parâmetros, nomeadamente - volume, atividade de massa, motilidade, relação vivo-morto, morfologia e concentração do sémen.

3.8.1 Anomalias morfológicas do esperma.

Para determinar a percentagem de anomalias morfológicas dos espermatozóides, foi efectuado um esfregaço da amostra de sémen. Numa lâmina de vidro limpa e quente, foi colocada uma gota de sémen e duas gotas de corante de Wells e Awa. O sémen e o corante foram bem misturados e foi feito um esfregaço noutra lâmina. O esfregaço foi seco e observado com um microscópio de luz (Zemjanis, 1977). A presença de células anormais em pelo menos 600 espermatozóides de vários campos da lâmina foi anotada por varrimento e a sua percentagem total foi estimada.

3.8.2 Concentração de espermatozóides

A concentração foi determinada através da utilização de um heamocitómetro Neubaeur melhorado. O sémen foi pipetado até à marca de 0,5 utilizando a pipeta de células sanguíneas e foi completado até à marca de 1,0 com solução salina normal. A solução salina normal serve para diluir o sémen e fixar os espermatozóides presentes. A pipeta foi introduzida no agitador de pipetas e deixada a misturar. Acima de 2 ou 3 gotas de fluido foram descartadas da pipeta antes de serem introduzidas na câmara de contagem do heamocitómetro, os cinco quadrados que formavam o segmento diagonal do quadrado foram contados (Coffin, 1953).

3.8.3 Motilidade dos espermatozóides

Motilidade significa a percentagem de espermatozóides num movimento progressivo unidirecional ao longo de um campo no microscópio . Foi avaliada numa pequena gota de sémen com uma ampliação de cerca de X40. Apenas os espermatozóides que se movem num movimento unidirecional para a frente foram incluídos na contagem da motilidade, enquanto que os espermatozóides que se movem em círculos, para trás ou mostrando um movimento pendular (bunting) seriam excluídos. Um bom sémen deve ter pelo menos 60% de motilidade no momento da colheita (Coffin, 1953).

3.8.4 Contagem diferencial de mortos-vivos

Para o efeito, misturou-se uma gota de sémen com uma gota de corante Eosina-Nigrosina numa lâmina quente. Foi então feito um esfregaço fino do sémen e corado, seco ao ar e observado ao microscópio. A proporção de células espermáticas mortas invitro foi observada e baseia-se no princípio de que a Eosina penetra e cora as células espermáticas mortas em autólise, enquanto as células espermáticas viáveis repelem a coloração (Oyeyemi *et al,* 2001, Coffin, 1953).

3.9 DETERMINAÇÃO QUANTITATIVA DA TESTOSTERONA NO SORO

A testosterona foi quantificada pelo método EIA (Enzyme ImunoAssay). (Bosch, 1978).

3.9.1 PRINCÍPIO DO ENSAIO

O ensaio imunoenzimático (EIA) da testosterona baseia-se no princípio da ligação competitiva entre a testosterona na amostra e o conjugado testosterona - peroxidase de rabanete de cavalo (HRP) para uma quantidade constante de anti-testosterona de coelho. Na incubação, os poços revestidos com IgG anti-coelho de cabra são incubados com 100 l de padrões de testosterona, controlos, amostras de pacientes, 100 microlitros de reagente conjugado testosterona-RHP e 50al de reagente anti-testosterona de coelho a 370C durante 90 minutos. Durante a incubação, uma quantidade fixa de testosterona marcada com HRP compete com a testosterona endógena no soro padrão, na amostra ou no soro de controlo de qualidade por um número fixo de locais de ligação no anticorpo específico da testosterona. Assim, a quantidade de conjugados de testosterona peroxidase imunologicamente ligados ao poço diminui progressivamente à medida que a concentração de testosterona na amostra aumenta.

O conjugado testosterona peroxidase não ligado é então removido e os poços são lavados. De seguida, adiciona-se uma solução de reagente TMB (tetrametilbenzidina) e incuba-se à temperatura ambiente de 41

temperatura durante 20 minutos, resultando no desenvolvimento de uma cor azul. O desenvolvimento da cor é interrompido com a adição de HC1 1N e a absorvância é medida espectrofotometricamente a 450nm. A intensidade da cor formada é proporcional à quantidade de enzima presente e está inversamente relacionada com a quantidade de testosterona não equilibrada na amostra. Obtém-se uma curva padrão traçando o gráfico da concentração do padrão versus a absorvância. A concentração de testosterona nas amostras e nos controlos realizados em simultâneo com os padrões pode ser calculada a partir da curva padrão.

3.9.2 PROCEDIMENTO DE ENSAIO

(i) O número desejado de poços revestidos foi fixado num suporte.

(ii) Distribuir 10 alíquotas (al) de cada um dos padrões, amostras e controlos nos poços adequados.

(iii) Distribuir em cada alvéolo 100al de reagente conjugado testosterona- HRP.

(iv) Distribuir 50al de reagente anti- testosterona de coelho em cada alvéolo e misturar bem durante 30 segundos.

(v) Os poços foram então incubados a 37^{0}C num banho de água durante 90 minutos.

(vi) Os micropoços foram então enxaguados e enxugados cinco vezes com água destilada.

(vii) Dispensou-se 1000al de reagente TMB em cada poço e misturou-se suavemente durante 5 segundos.

(viii) Os micropoços foram então incubados à temperatura ambiente (18-25^{0}C) durante 20 minutos.

(ix) A reação foi interrompida pela adição de 1 ml de solução "STOP" a cada poço.

(x) O conteúdo dos micropoços foi misturado suavemente durante 30 segundos e a cor azul mudou para amarelo.

(xi) A absorvância dos poços foi lida a 450 nm com um leitor de microelisa no espaço de 15 minutos.

3.9.3 CÁLCULO DOS RESULTADOS

(1) Foi calculado o valor médio de absorvância (A_{450}) para cada conjunto de padrões de referência, controlos e amostras.

(2) Foi construída uma curva de padrões traçando a absorvância média obtida para cada padrão de referência em função da sua concentração em ng/ml num papel gráfico de linhas lineares, com o valor da absorvância no eixo vertical ou Y e a concentração no eixo horizontal ou X.

(3) O valor médio da absorvância para cada amostra foi utilizado para determinar a concentração correspondente de testosterona em ng/ml a partir da curva padrão.

3.9.4 ANÁLISE DE DADOS

Os dados gerados foram analisados através do Teste de Homogeneidade de Variância, comparações múltiplas e Análise de Variância (One-Way ANOVA). Para a realização de todos os procedimentos foram utilizados o SPSS Versão 15 para Windows (SPSS Inc, 2006) e o Microsoft Excel Professional Plus (Microsoft Corporation, 2010).

Capítulo 4

4.1 RESULTADOS DAS CARACTERÍSTICAS DO SÉMEN

Tabela 1: Caraterísticas do sémen de carneiros WAD alimentados com 20% de extractos *de Chaya* durante o pré-tratamento, a 2.ª e a 4.ª semanas após o tratamento.

Parâmetro	Pré-tratamento	2ª Semana	4ª Semana
Volume de sémen (mls)	0.27±0.03	0.30±0.12	0.53±0.17
Motilidade %	83.33±6.67	83.33±6.67	85.00±5.00
Rácio vivo/morto	95.33±2.67	91.00±5.57	92.67±2.67
Contagem de sémen (x 10 6)	177±18.52	251.67±37.89	238.33±27.43

Observou-se que o volume do sémen de carneiros alimentados com 20% de extractos *de Chaya* aumentou progressivamente semanas após o tratamento. O volume médio do sémen aumentou de (0,27±0,03) (pré-tratamento) para (0,30±0,12) durante a 2ª semana após o tratamento e aumentou ainda mais para (0,53±0,17) durante a 4ª semana após o tratamento, apesar de não haver diferença significativa nos valores médios (P>0,05).

A taxa de motilidade foi consistente nas duas primeiras semanas da experiência (83,33±6,67%), mas aumentou para (85,00±5,00%) após o tratamento, mas a diferença não foi significativa (P>0,05).

A percentagem de vivacidade diminuiu de (95,33±2,67) antes do tratamento para (91,00±5,57) durante a 2ª semana após o tratamento, mas depois aumentou para 92,67±2,67 durante a 4ª semana após o tratamento.

Houve também um aumento na contagem de sémen de (177±18,52) (pré-tratamento), que foi o menos observado durante o período da experiência, para (251,67±37,89) na 2ª semana, que foi o mais elevado observado durante o período da experiência; e, em seguida, a contagem de sémen diminuiu para 238,33±27,43 durante a 4ª semana após o tratamento. Não foram observadas diferenças significativas na contagem de sémen entre os três períodos (p>0,05), como se mostra na Tabela 1.

Tabela 2: Caraterísticas do sémen de carneiros WAD alimentados com extractos de *Chaya* a 30% durante o pré-tratamento, a 2.ª e a 4.ª semanas após o tratamento.

Parâmetro	Pré-tratamento	2ª Semana	4ª Semana
Volume do sémen	0.23±0.09	0.38±0.11	0.77±0.23
Motilidade %	88.75±3.15	85.00±2.89	91.67±1.67
Rácio vivo/morto	95.25±1.89	97.25±0.75	97.00±1.00
Contagem de sémen (x 10 6)	209.5±5.63	240.5±18.46	258±28.29

Observou-se que o volume de sémen de carneiros alimentados com extractos de *Chaya* a 30% aumentava à medida que a semana após o tratamento aumentava. O valor aumentou de 0,23±0,09 (pré-tratamento), para 0,38±0,11 (2ª semana) e depois para 0,77±0,23 (4ª semana). No entanto, o aumento do volume do sémen não foi significativo ao longo dos três períodos (P>0,05).

A motilidade também aumentou do pré-tratamento (88,75±3,15) para 85,00±2,89 (2ª semana) e depois para 91,67±1,67 (4ª semana). Não se observou um aumento significativo (P>0,05) na motilidade ao longo dos três períodos da experiência.

A percentagem de vivacidade para carneiros alimentados com 30% de extrato de *Chaya* aumentou de 95,25±1,89 no pré-tratamento para 97,25±0,75 durante a 2ª semana pós-tratamento e depois manteve-se quase constante durante a 4ª semana a 97,00±1,00; mas não houve diferenças significativas (P>0,05) entre os períodos, como se mostra na Tabela 2.

A contagem de sémen também aumentou à medida que a semana após o tratamento aumentou. A contagem de sémen aumentou de 209,5±5,63 (pré-tratamento) para 240,5±18,46 durante a 2ª semana e depois aumentou ainda mais para 258,28±28,29 durante a 4ª semana. Não houve aumentos significativos (p>0,05) na contagem de sémen durante os três períodos da experiência.

Tabela 3: Comparação das caraterísticas do sémen de carneiros WAD alimentados com 20% e 30% de extractos de *Chaya* durante o pré-tratamento, a 2.ª e a 4.ª semanas após o tratamento.

Período	Parâmetro	Percentagem de extrato		Observação
		20%	30%	
Pré-tratamento	**Volume do sémen**	0.27±0.03	0.23±0.09	*NS*
	Motilidade %	83.33±6.67	88.75±3.15	*NS*
	Rácio vivo/morto	95.33±2.67	95.25±1.89	*NS*
	Contagem de sémen (x10)	177±18.52	209.5±5.63	*NS*
2ª Semana	**Volume de sémen (mls)**	0.30±0.12	0.38±0.11	*NS*
	Motilidade %	83.33±6.67	85.00±2.89	*NS*
	Rácio vivo/morto	91.00±5.57	97.25±0.75	*NS*
	Contagem de espermatozóides (x10)	251.67±37.89	240.5±18.46	*NS*
4ª Semana	**Volume de sémen (mls)**	0.53±0.17	0.77±0.23	*NS*
	Motilidade %	85.00±5.00	91.67±1.67	*NS*
	Rácio vivo/morto	92.67±2.67	97.00±1.00	*NS*
	Contagem de sémen (x10)	238.33±27.43	258±28.29	*NS*

NS: Diferença média não significativa ao nível de 0,05

A comparação entre as caraterísticas do sémen de carneiros alimentados com 20% de extrato *de Chaya* e 30% de extrato *de Chaya* durante o pré-tratamento, a 2ª ea 4ª semanas após o tratamento é apresentada no Quadro 3. O volume de sémen foi mais baixo nos carneiros alimentados com 20% de extrato de *Chaya* do que nos alimentados com 30% na fase de pré-tratamento da experiência, mas na 2ª e 4ª semanas após o tratamento, os carneiros alimentados com 30% de extrato tiveram um volume de sémen mais elevado do que os alimentados com 20% de extrato, embora não tenha havido diferenças significativas (p>0,05) entre o volume de sémen dos carneiros alimentados com 20% e 30% de extrato ao longo dos três períodos, como se mostra no Quadro 3.

A motilidade também foi mais elevada nos carneiros alimentados com 30% de extrato do que entre os carneiros alimentados com 20% de extrato *de Chaya* durante todo o período da experiência, mas não houve diferenças significativas (P>0,05) na motilidade média dos carneiros para os dois grupos de tratamento.

O rácio de percentagem de capacidade de vida seguiu tendências diferentes para os dois grupos de tratamento ao longo do período da experiência. Enquanto o rácio de animais vivos/mortos para os carneiros alimentados com 20% diminuiu entre o controlo e a 2nd semana pós-tratamento e depois aumentou ligeiramente durante a 4th semana pós-tratamento, o rácio de animais vivos/mortos aumentou entre o controlo e a 2nd semana pós-tratamento e foi aproximadamente o mesmo valor na 4th semana pós-tratamento, não houve, no entanto, diferenças significativas (P>0,50) entre o rácio de animais vivos/mortos dos carneiros alimentados com 20% de extrato e os alimentados com 30% de extrato durante todo o período da experiência.

Enquanto a contagem de sémen dos carneiros alimentados com 20% de extrato aumentou entre o pré-tratamento e a 2ª semana pós-tratamento e depois diminuiu na 4ª semana pós-tratamento, a contagem de esperma dos carneiros alimentados com 30% de extrato de *Chaya* continuou a aumentar ao longo dos três períodos da experiência. Por outro lado, não foram observadas diferenças significativas (P>0,05) entre as contagens de esperma dos dois grupos de tratamento ao longo dos três períodos da experiência, conforme mostrado na Tabela 3.

4.2 ANOMALIAS MORFOLÓGICAS DOS ESPERMATOZÓIDES

Tabela 4: Anomalias morfológicas do esperma de cabras WAD alimentadas com 20% de extrato

durante o pré-tratamento, 2nd semana e 4th semana após o tratamento.

Parâmetro	Pré-tratamento	2ª Semana	4ª Semana
Cabeça sem cauda	1,7±0,15^{ab}	1.33±0.11^{a}	2.64±0.34^{b}
Cauda sem cabeça	1,94±0,07^{ab}	1.57±0.11^{a}	2.02±0.07^{b}
Cauda rudimentar	0.23±0.13	0.15±0.08	0.15±0.08
Cauda dobrada	2.66±0.43	2.51±0.13	2.64±0.17
Cauda curva	2.17±0.15	1.95±0.12	2.17±0.07
Peça intermédia curva	2.25±0.13	2.12±0.16	2.17±0.16
Peça intermédia dobrada	2.74±0.13^{a}	2.03±0.09^{b}	2.1±0.14^{b}
Cauda enrolada	0.58±0.46	0.15±0.08	0±0
Total de anomalias do esperma	14.27±1.04	11.82±0.4	13.89±0.44
Total normal	85.73±1.04	88.18±0.4	86.11±0.44
Total de células	413.67±15.76	426.67±10.14	429.67±1.76

As médias com os mesmos sobrescritos não são significativamente diferentes ao nível de significância (P> 0,05) ao longo das linhas.

As anomalias morfológicas dos espermatozóides observadas neste estudo incluem: Cabeça sem cauda (cabeça normal sem cauda), cauda sem cabeça (cauda normal sem cabeça), cauda rudimentar, cauda dobrada, cauda curvada, parte média curvada, parte média dobrada e cauda enrolada.

Foi observado que o número de espermatozóides com cabeça sem cauda (cabeça normal sem cauda) diminuiu do controlo (1,7±0,15) para (1,33±0,11) na 2ª semana após o tratamento e depois aumentou para (2,64±0,34) na 4ª semana após o tratamento. Esta diferença foi significativa (P<0,05). Esta mesma tendência foi observada para células de esperma com cauda sem cabeça (cauda normal sem cabeça).

Houve uma diminuição no número de células com a parte central dobrada do controlo (2,74±0,13) para (2,03±0,09) 2nd semana após o tratamento e houve uma diferença significativa (P<0,05) entre os valores, e mais tarde aumentou para (2,1±0,14) 4th semana após o tratamento, mas a diferença não foi significativa (P>0,05). A mesma tendência foi observada para o número de espermatozóides com cauda rudimentar, cauda dobrada, cauda curvada, peça intermediária curvada e total de células anormais, mas as diferenças entre os valores não foram significativas (P>0,05), conforme mostrado na Tabela 4.

Tabela 5: Anomalias morfológicas do esperma de cabras WAD alimentadas com extrato a 30%

durante o pré-tratamento, 2nd semana e 4th semana após o tratamento.

Parâmetro	Pré-tratamento	2ª Semana	4ª Semana
Cabeça sem cauda	1.85±0.18	3.2±0.62	2.02±0.23
Cauda sem cabeça	1.78±0.2	1.97±0.13	2.18±0.11
Cauda rudimentar	0.24±0	0.15±0.08	0.06±0.06
Cauda dobrada	2.2±0.12	2.6±0.19	2.58±0.18

Cauda curva	2.32±0.12	2.2±0.19	2.29±0.21
Peça intermédia curva	2.5±0.3	2.38±0.42	2.52±0.14
Peça intermédia dobrada	2.39±0.11	2.43±0.11	2.3±0.15
Cauda enrolada	0.24±0	0.24±0.01	0.35±0.12
Total Anormal	13.51±0.34	15.19±0.54	14.31±0.53
Total normal	86.49±0.34	84.81±0.54	85.7±0.53
Total de células	420±3.49	423.67±9.49	435.75±7.47

[b] *"Médias com o mesmo sobrescrito não são significativamente diferentes ao nível 0,05.*

Foi observado que o número de espermatozóides com cabeça sem cauda (cabeça normal sem cauda) aumentou do pré-tratamento (1,85±0,18) para (3,2±0,62) na 2ª semana após o tratamento e depois diminuiu para (2,02±0,23) na 4ª semana após o tratamento, embora a diferença não tenha sido significativa (P>0,05) para os três períodos. A mesma tendência foi observada para células espermáticas com cauda dobrada, peça intermediária dobrada e total de células anormais.

O número de espermatozóides com cauda sem cabeça (cauda normal sem cabeça) aumentou à medida que a semana após o tratamento aumentou, enquanto o número de espermatozóides com cauda rudimentar diminuiu à medida que a semana após o tratamento aumentou, e não houve diferença significativa (P>0,05) entre os valores.

O número de espermatozóides com cauda curva diminuiu de (2,32±0,12) antes do tratamento para (2,22±0,19) na 2ª semana após o tratamento e depois aumentou para (2,29±0,21) na 4ª semana após o tratamento. Não houve diferença significativa (P>0,05) entre os valores. A mesma tendência foi observada para espermatozóides com parte central curva e cauda enrolada, sem diferença significativa (P>0,05) entre os valores.

Tabela 6: Comparação entre as caraterísticas morfológicas do esperma de carneiros WAD alimentados com

20% e 30% de extrato de Chaya no período de pré-tratamento.

Parâmetro	20%	30%	*Observação*
Cabeça sem cauda	1.7±0.15	1.85±0.18	*NS*
Cauda sem cabeça	1.94±0.07	1.78±0.2	*NS*
Cauda rudimentar	0.23±0.13	0.24±0	*NS*
Cauda dobrada	2.66±0.43	2.2±0.12	*NS*
Cauda curva	2.17±0.15	2.32±0.12	*NS*
Peça intermédia curva	2.25±0.13	2.5±0.3	*NS*
Peça intermédia dobrada	2.74±0.13	2.39±0.11	*NS*
Cauda enrolada	0.58±0.46	0.24±0	*NS*
Total Anormal	14.27±1.04	13.51±0.34	*NS*
Total normal	85.73±1.04	86.49±0.34	*NS*
Total de células	413.67±15.76	420±3.49	*NS*

NS: Diferença média não significativa ao nível de 0,05

A Tabela 6 mostra a comparação entre as caraterísticas morfológicas do esperma de carneiros alimentados com 20% e 30% de extrato de Chaya antes do tratamento (Pré-tratamento).

Foi observado que o número de células espermáticas com cabeça sem cauda foi menor a 20% do que a 30% antes do tratamento. A mesma tendência foi observada para o número de células com cauda rudimentar, cauda curvada e parte média curvada e a diferença entre os valores não foi significativa (P>0,05).

O número de células espermáticas com cauda sem cabeça foi, por outro lado, maior em 20% do que os 30% antes do tratamento e a mesma tendência foi observada com células espermáticas com cauda dobrada, peça intermediária dobrada, cauda enrolada e o total de células anormais, embora a diferença não tenha sido significativa (P>0,05).

Tabela 7: Comparação entre as caraterísticas morfológicas do esperma de carneiros alimentados com WAD

20% e 30% de extrato de Chaya na 2ª semana após o tratamento.

Parâmetro	20%	30%	*Observação*
Cabeça sem cauda	1.33±0.11	3.2±0.62	*
Cauda sem cabeça	1.57±0.11	1.97±0.13	*NS*
Cauda rudimentar	0.15±0.08	0.15±0.08	*NS*
Cauda dobrada	2.51±0.13	2.6±0.19	*NS*
Cauda curva	1.95±0.12	2.2±0.19	*NS*
Peça intermédia curva	2.12±0.16	2.38±0.42	*NS*
Peça intermédia dobrada	2.03±0.09	2.43±0.11	*
Cauda enrolada	0.15±0.08	0.24±0.01	*NS*
Total Anormal	11.82±0.4	15.19±0.54	*
Total normal	88.18±0.4	84.81±0.54	*
Total de células	426.67±10.14	423.67±9.49	*NS*

**A diferença média é significativa ao nível de 0,05*

NS: Diferença média não significativa ao nível de 0,05

A Tabela 7 mostra a comparação entre as caraterísticas morfológicas do esperma de carneiros alimentados com 20% e 30% de extrato de Chaya na 2ª semana após o tratamento.

Foi observado que o número de espermatozóides com cabeça sem cauda (cabeça normal sem cauda), peça intermediária dobrada e total de células anormais foi menor em 20% do que em 30% e as diferenças foram significativas (P<0,05). A mesma tendência foi observada para células espermáticas com cauda sem cabeça (cauda normal sem cabeça), cauda dobrada, cauda curvada, peça intermediária curvada e cauda enrolada, mas as diferenças não foram significativas (P>0,05). Não houve nenhuma mudança no número de células de esperma com cauda rudimentar para os tratados com ambos os extractos de Chaya 20% e 30% na 2nd semana após o tratamento.

Tabela 8: Comparação entre as caraterísticas morfológicas do esperma de carneiros alimentados com WAD

20% e 30% de extrato de Chaya na 4ª semana após o tratamento

Parâmetro	20%	30%	t	*Observação*
Cabeça sem cauda	2.64±0.34	2.02±0.23	1.567	*NS*
Cauda sem cabeça	2.02±0.07	2.18±0.11	-1.136	*NS*
Cauda rudimentar	0.15±0.08	0.06±0.06	1.025	*NS*
Cauda dobrada	2.64±0.17	2.58±0.18	0.243	*NS*
Cauda curva	2.17±0.07	2.29±0.21	-0.460	*NS*
Peça intermédia curva	2.17±0.16	2.52±0.14	-1.649	*NS*
Peça intermédia dobrada	2.1±0.14	2.3±0.15	-0.929	*NS*
Cauda enrolada	0.00±0.00	0.35±0.12	-2.430	*NS*
Total Anormal	13.89±0.44	14.31±0.53	-0.572	*NS*
Total normal	86.11±0.44	85.7±0.53	0.572	*NS*
Total de células	429.67±1.76	435.75±7.47	-0.679	*NS*

NS: Diferença média não significativa ao nível de 0,05

A Tabela 8 mostra a comparação entre as caraterísticas morfológicas do esperma de carneiros alimentados com 20% e 30% de extrato de Chaya na 4ª semana após o tratamento.

Foi observado que o número de espermatozóides com cabeça sem cauda (cabeça normal sem cauda), cauda rudimentar e cauda dobrada foi menor em 30% do que 20% na 4ª semana após o tratamento, e a diferença não foi significativa (P>0,05).

O número de espermatozóides com cauda sem cabeça (cauda normal sem cabeça), cauda curvada, peça intermediária curvada, peça intermediária dobrada, cauda enrolada e o total de células anormais foi maior em 30% do que 20% na 4ª semana após o tratamento, embora a diferença não tenha sido significativa (P> 0,05).

4.3 RESULTADOS HEMATOLÓGICOS

Tabela 9: Resultados hematológicos de carneiros WAD alimentados com 20% de extrato de *Chaya* durante o pré-tratamento, a 2.ª semana e a 4.ª semana após o tratamento.

Parâmetro	Pré-tratamento	2ª Semana	4ª Semana
PCV (%)	36.67±2.40ª	28.67±1.20ª	29.33±4.18ª
Hb (%)	12.27±0.70ᵇ	9.43±0.39ª	10,93±0,43ªᵇ
Hemácias ($^{x}10^{12/7}$)	15.27±2.18ª	12.56±1.77ª	16.11±2.32ª
Leucócitos ($x10^{y}$/L)	8.87±2.03ª	19.53±6.00ª	9.73±0.47ª
Plaquetas ($^{x}10^{9}$/L)	10.67±0.67ª	8.67±0.67ª	9.33±0.67ª
MCV (Fl)	24.00±2.00ª	24.00±5.03ª	18.67±1.86ª
MCH (Pg)	7.33±0.67ª	7.67±1.67ª	6.00±0.58ª
MCHC (%)	33.00±0.00ª	33.00±0.00ª	33.00±0.00ª
Lym (%)	32.33±5.04ª	30.00±5.03ª	28.33±4.91ª
NEUT (%)	67.00±4.93ª	69.00±4.58ª	71.33±4.70ª
MONO (%)	2.00±0.00ª	1.50±0.50ª	1.00±0.00ª
ESR	1.67±0.67ª	2.67±0.67ª	4.67±0.88ª

As médias com os mesmos sobrescritos não são significativamente diferentes ao nível de 0,05 ao longo da linha

A Tabela 9 mostra os resultados hematológicos de carneiros WAD alimentados com 20% de extractos *de Chaya* durante os três períodos da experiência. O volume celular compactado (PCV) diminuiu de (36,67±2,40%) antes do tratamento para (28,67±1,20%) na 2ª semana após o tratamento e depois aumentou ligeiramente para (29,33±4,18%) na 4ª semana após o tratamento. Não se registaram diferenças significativas (P>0,05) entre os valores de PCV para os três períodos.

Os valores de hemoglobina diminuíram significativamente (P<0,05) de (12,27±0,70%) antes do tratamento para (9,43±0,39%) na 2ª semana e depois aumentaram, embora sem significância (P>0,05), para (10,93±0,43%) na 4ª semana após o tratamento. A hemoglobina durante a 4ª semana pós-tratamento não foi significativamente diferente (P>0,05) dos valores de hemoglobina durante o período pré-tratamento da experiência.

A contagem de glóbulos vermelhos (RBC) diminuiu de (15,27±2,18 $*10^{(12/7)}$)) antes do tratamento para (12,56±1,77$*10^{(12/7)}$)) na 2ª semana após o tratamento e depois aumentou para (16,10±2,32$*10^{(12/7)}$)) na 4ª semana após o tratamento. As alterações na contagem de hemácias durante os três períodos não foram significativas (P>0,05).

A contagem total de leucócitos (WBC) aumentou de (8,87±2,03 $*10^9$/L) no pré-tratamento para (19,53±6,00 x10^9/L) na 2ª semana pós-tratamento e depois diminuiu para (9,73±0,47 $*10^9$/L) na 4ª semana pós-tratamento. Não foram observadas alterações significativas (P>0,05) no total de leucócitos ao longo dos períodos da experiência.

A contagem de plaquetas diminuiu de (10,67±0,67 $*10^9$/L) no pré-tratamento para (8,67±0,67 $*10^9$/L) na 2ª semana pós-tratamento e depois aumentou ligeiramente para (9,33±0,67 $*10^9$/L) na 4ª semana pós-tratamento. Não se registaram alterações significativas (P>0,05) na contagem de plaquetas ao longo do período da experiência.

O VCM foi relativamente constante entre o pré-tratamento (24,00±2,00 Fl) e a $2.^a$semana pós-tratamento (24,00±5,03 Fl) e depois diminuiu na $4.^a$semana pós-tratamento para (18,67±1,86 Fl), mas a diminuição do VCM na $4.^a$ semana pós-tratamento não foi significativa (P>0,05).

Os valores de MCH aumentaram de (7,33±0,67Pg) no pré-tratamento para (7,67±1,67Pg) na 2ª semana pós-tratamento e depois diminuíram para (6,00±0,58Pg) na 4ª semana pós-tratamento. Não houve alteração significativa (P>0,05) nos valores de MCH ao longo dos períodos da experiência.

Os valores de MCHC foram os mesmos (33,00±0,00%), ao longo dos três períodos da experiência.

O valor dos linfócitos diminuiu à medida que a semana após o tratamento aumentou. Os valores diminuíram de (32,33±5,04%) antes do tratamento para (30,00±5,03%) e depois diminuíram ainda mais para (28,33±4,91%) na 4ª semana após o tratamento. A diminuição dos valores de linfócitos não foi significativa (P>0,05) durante todo o período da experiência em .

Os neutrófilos aumentaram ao longo do período da experiência de (67,00±4,93%) no pré-tratamento para (69,00±4,58%) na 2.ª semana pós-tratamento e aumentaram ainda mais para (71,33±4,70%) na 4.ª semana pós-tratamento. O aumento dos neutrófilos não foi significativo (P>0,05) durante todo o período da experiência.

Os monócitos, tal como os linfócitos, continuaram a diminuir ao longo do período da experiência. Os valores de monócitos diminuíram de (2,00±0,00%) no pré-tratamento para (1,50±0,50%) na 2.ªsemana após o tratamento e diminuíram ainda mais para (1,00±0,00) na 4.ªsemana após o tratamento. A diminuição dos valores de monócitos não foi significativa (P>0,05) durante todo o período da experiência.

Os valores da VHS aumentaram de (1,67±0,67) no pré-tratamento para (2,67±0,67) na 2.ªsemana pós-tratamento e aumentaram ainda mais para (4,67±0,88) na 4.ªsemana pós-tratamento. O aumento da VHS entre o pré-tratamento e a 4.ªsemana pós-tratamento não foi significativo (P>0,05).

Tabela 10: Resultados hematológicos de ratos WAD alimentados com extrato de *Chaya* a 30% durante o pré

tratamento, 2nd semana e 4th semana após o tratamento.

Parâmetro	Pré-tratamento	2ª Semana	4ª Semana
PCV (%)	35.5±5.95	27.75±2.25	31.25±1.65
Hb (%)	11.75±1.99	9.13±0.75	9.93±0.65
Hemácias ($^{x}10^{12/7}$)	14.11±2.50	10.82±1.18	14.82±2.38
Leucócitos (x10ʸ/L)	11.63±1.96	15.60±2.35	10.00±0.96
Plaquetas (x10ʸ/L)	10.50±2.06	7.50±0.96	9.00±0.58

MCV (Fl)	24.75±1.65	28.00±3.19	20.75±2.46
MCH (Pg)	6.50±1.89	8.75±1.03	6.75±0.85
MCHC (%)	33.00±0.00	33.00±0.00	33.00±0.00
Lym (%)	31.25±1.80	27.75±3.40	29.00±3.70
NEUT (%)	68.50±1.94	71.75±3.42	70.75±3.50
MONO (%)	1.00±0.00	1.00±0.00	1.00±0.00
ESR	2.25±0.63	3.25±0.63	4.25±0.63

As médias com os mesmos sobrescritos não são significativamente diferentes ao nível de 0,05 ao longo da linha.

O quadro 10 mostra os resultados hematológicos dos carneiros WAD alimentados com extractos de *Chaya* a 30% durante os três períodos da experiência.

O volume celular compactado (PCV) diminuiu de (35,50±5,59%) antes do tratamento para (27,75±2,25%) na 2ª semana após o tratamento e depois aumentou para (31,25±1,65%) na 4ª semana após o tratamento. Não houve diferenças significativas (P>0,05) entre os valores de PCV para os três períodos.

Os valores de hemoglobina diminuíram de (11,75±1,99%) antes do tratamento para (9,13±0,75%) na 2ª semana e depois aumentaram, embora sem significância (P>0,05), para (9,93±0,65%) na 4ª semana após o tratamento. Não houve diferença significativa (P>0,05) entre os valores de hemoglobina durante os três períodos da experiência.

A contagem de glóbulos vermelhos (RBC) diminuiu de (14,11±2,50 $*10^{(12/7)}$) antes do tratamento para (10,82±1,18$*10^{(12/7)}$) na 2ª semana após o tratamento e depois aumentou para (14,82±2,38$*10^{(12/7)}$) na 4ª semana após o tratamento. As alterações na contagem de hemácias durante os três períodos não foram significativas (P>0,05).

A contagem total de glóbulos brancos (WBC) aumentou de (11,63±1,96 *109/L) no pré-tratamento para (15,60±2,35,00 $x10^9/L$) na 2ª semana pós-tratamento e depois diminuiu para (10,00±0,96 $x10^9/L$) na 4ª semana pós-tratamento. Não foram observadas alterações significativas (P>0,05) no total de leucócitos ao longo dos períodos da experiência.

A contagem de plaquetas diminuiu de (10,50±2,06 x10^9/L) no pré-tratamento para (7,50±0,96 x10^9/L) na 2ª semana pós-tratamento e depois aumentou para (9,00±0,58 x10^9/L) na 4ª semana pós-tratamento. Não se registaram alterações significativas (P>0,05) na contagem de plaquetas ao longo do período da experiência.

O VCM aumentou do pré-tratamento (24,75±1,65 Fl) para (24,00±5,03 Fl) na 2ª semana pós-tratamento e depois diminuiu na 4ª semana pós-tratamento para (20,75±2,46 Fl), mas não houve alterações significativas (P>0,05) no VCM ao longo dos três períodos.

Os valores de MCH aumentaram de (6,50±1,89Pg) no pré-tratamento para (8,75±1,03Pg) na 2ª semana pós-tratamento e depois diminuíram para (6,75±0,58Pg) na 4ª semana pós-tratamento. Não se registaram alterações significativas (P>0,05) nos valores de MCH ao longo dos períodos da experiência.

Os valores de MCHC foram os mesmos, (33,00±0,00%), ao longo dos três períodos da experiência.

O valor dos linfócitos diminuiu de (31,25±1,80%) no pré-tratamento para (27,75±3,40%) e depois aumentou para (29,00±3,70%) na 4ª semana após o tratamento. As alterações nos valores dos linfócitos não foram significativas (P>0,05) ao longo do período da experiência.

Os neutrófilos aumentaram de (68,50±1,94%) no pré-tratamento para (71,75±3,42%) na 2.ª semana após o tratamento e depois diminuíram ligeiramente para (70,75±3,50%) na 4.ª semana após o tratamento. As alterações nos neutrófilos não foram significativas (P>0,05) ao longo do período da experiência.

Os valores dos monócitos foram os mesmos (1,00±0,00%) ao longo dos três períodos da experiência.

Os valores da VHS foram aumentando à medida que o período pós-tratamento aumentava. A VHS aumentou de (2,25±0,63) no pré-tratamento para (3,25±0,63) na 2.ª semana pós-tratamento e aumentou ainda mais para (4,25±0,63) na 4.ª semana pós-tratamento. O aumento da VSG em relação ao controlo ao longo dos três períodos não foi significativo (P>0,05).

Tabela 11: Comparação entre os parâmetros hematológicos de carneiros WAD alimentados a 20%

e 30% de extrato de *Chaya* no período de pré-tratamento.

	Percentagem de extrato		
Parâmetro	**20%**	**30%**	***Observação***
PCV (%)	36.67±2.40	35.5±5.95	*NS*
Hb (%)	12.27±0.70	11.75±1.99	*NS*
Hemácias ($x10^{12/7}$)	15.27±2.18	14.11±2.5	*NS*
Leucócitos ($x10^9$/L)	8.87±2.03	11.63±1.96	*NS*
Plaquetas ($x10^9$/L)	10.67±0.67	10.5±2.06	*NS*
MCV (Fl)	24.00±2.00	24.75±1.65	*NS*
MCH (pg)	7.33±0.67	6.50±1.89	*NS*
MCHC (%)#	33.00±0.00	33.00±0.00	
Lym (%)	32.33±5.04	31.25±1.80	*NS*
NEUT (%)	67.00±4.93	68.50±1.94	*NS*
MONO (%)	2.00±0.00	1.00±0.00	
ESR	1.67±0.67	2.25±0.63	*NS*

#A estatística t não pôde ser calculada porque o erro padrão da diferença média é zero

NS - Diferença média não significativa ao nível de 0,05.

A comparação entre os parâmetros hematológicos de carneiros WAD alimentados com 20% e 30% de extrato de *Chaya* antes do tratamento (Controlo) é apresentada no Quadro 11.

Observou-se que os valores de PCV, Hb, contagem de hemácias, MCH, linfócitos, monócitos e ESR a 20% eram superiores aos de 30% no controlo. No entanto, as diferenças não foram significativas (P>0,05).

Os valores obtidos para leucócitos, VCM e neutrófilos a 20% foram inferiores aos obtidos para o grupo de tratamento a 30% e as diferenças não foram significativas (P>0,05).

Os valores de MCHC para ambos os grupos de tratamento eram os mesmos antes do tratamento (pré-tratamento).

Tabela 12: Comparação entre os parâmetros hematológicos de carneiros WAD alimentados com 20% e 30% de extrato de *Chaya* na 2ª nd semana após o tratamento.

Parâmetro	Percentagem de extrato		Observação
	20%	30%	
PCV (%)	28.67±1.20	27.75±2.25	NS
Hb (%)	9.43±0.39	9.13±0.75	NS
Hemácias ($x10^{12/7}$)	12.56±1.77	10.82±1.18	NS
Leucócitos ($x10^9$/l)	19.53±6.00	15.60±2.35	NS
Plaquetas ($x10^9$/l)	8.67±0.67	7.50±0.96	NS
MCV (Fl)	24.00±5.03	28.00±3.19	NS
MCH (Pg)	7.67±1.67	8.75±1.03	NS
MCHC (%)	33.00±0.00	33.00±0.00	
Lym (%)	30.00±5.03	27.75±3.40	NS
NEUT (%)	69.00±4.58	71.75±3.42	NS
MONO (%)	1.50±0.50	1.00±0.00	NS

ESR	2.67±0.67	3.25±0.63	NS

#A estatística t não pôde ser calculada porque o erro padrão da diferença média é zero

NS - Diferença média não significativa ao nível de 0,05

A Tabela 12 mostra a comparação entre os parâmetros hematológicos de carneiros WAD alimentados com 20% e 30% de extrato de *Chaya* na 2ª semana após o tratamento.

Observou-se que os valores de PCV, Hb, contagem de hemácias, leucócitos, plaquetas, linfócitos e monócitos a 20% eram superiores aos de 30% na 2ª semana após o tratamento. No entanto, não houve diferença significativa (P>0,05) entre os valores.

Os valores obtidos para MCV, MCH, Neutrófilos e ESR a 20% foram inferiores aos obtidos para o grupo de tratamento a 30% na 2ª semana após o tratamento. Não se registaram diferenças significativas (P>0,05) entre os valores.

Os valores de MCHC para ambos os grupos de tratamento eram os mesmos às 2nd semanas após o tratamento.

Tabela 13: Comparação entre os parâmetros hematológicos de carneiros WAD alimentados a 20%

e 30% de extrato de *Chaya* na 4ª semana após o tratamento.

Parâmetro	Percentagem de extrato		Observação
	20%	30%	
PCV (%)	29.33±4.18	31.25±1.65	NS
Hb (%)	10.93±0.43	9.93±0.65	NS
Hemácias ($x10^{12/7}$)	16.11±2.32	14.82±2.38	NS
Leucócitos ($x10^9/l$)	9.73±0.47	10.00±0.96	NS
Plaquetas ($x10^9/l$)	9.33±0.67	9.00±0.58	NS

MCV (Fl)	18.67±1.86	20.75±2.46	NS
MCH (Pg)	6.00±0.58	6.75±0.85	NS
MCHC (%)	33.00±0.00	33.00±0.00	
Lym (%)	28.33±4.91	29±3.7	NS
NEUT (%)	71.33±4.70	70.75±3.5	NS
MONO (%)	1.00±0.00	1.00±.00	
ESR	4.67±0.88	4.25±0.63	NS

#A estatística t não pôde ser calculada porque o erro padrão da diferença média é zero

NS - Diferença média não significativa ao nível de 0,05

A Tabela 13 mostra a comparação entre os parâmetros hematológicos de carneiros WAD alimentados com 20% e 30% de extractos *de Chaya* na 4ª semana após o tratamento. Observou-se que os valores de Hb, contagem de hemácias, plaquetas, neutrófilos e ESR a 20% eram superiores aos de 30% na 4ª semana após o tratamento. No entanto, não houve diferença significativa (P>0,05) entre os valores.

Os valores obtidos para o PCV, WBC, MCV, MCH e linfócitos a 20% foram inferiores aos obtidos para o grupo de tratamento a 30% na 4ª semana após o tratamento. Não houve diferença significativa (P>0,05) entre os valores. Não houve diferença nos valores de MCHC para ambos os grupos de tratamento de 20% e 30% na 4ª semana após o tratamento.

4.4 ENSAIO DE HORMONAS

(TESTOSTERONA SÉRICA)

Tabela 14: Testosterona sérica de carneiros WAD alimentados com 20% e 30% de extrato de *Chaya* durante o pré-tratamento, a 2.ª e a 4.ª semanas após o tratamento.

Percentagem de extrato	Média±desvio padrão

	Pré-tratamento (nml/L)	**2ª Semana** (nml/L)	**4ª Semana** (nml/L)
20%	16.5±14.6^	16.6±22.43	4,6±3M
30%	7.48±9.4^	6.9±10.34	1.33±0.4^

**Os valores médios são significativamente diferentes ao nível (P>0,05) ao longo das linhas*

A tabela 14 mostra o efeito do extrato de *Chaya* na testosterona sérica nos três períodos da experiência para carneiros alimentados com 20% e 30% de extractos *de Chaya*

Verificou-se uma diminuição progressiva dos valores de testosterona dos carneiros WAD alimentados com 30% à medida que a semana após o tratamento aumentava. A diminuição foi significativa (P<0,05) na 4ª semana após o tratamento.

A mesma tendência foi observada na 4ª semana com os carneiros tratados com 20% de extrato e a diminuição foi significativa (P<0,05).

Tabela 15: Comparação entre a testosterona sérica de carneiros WAD alimentados com extractos de *mamão* a 20% e 30% durante o pré-tratamento, a 2.ª e a 4.ª semanas após o tratamento.

Período	**Média±desv. Desvio**	
	20%	**30%**
Pré-tratamento (nml/L)	16.5±14.62	7.4819.48
2ª Semana (nml/L)	16.6±22.43	6.9110.34
4ª Semana (nml/L)	4.613.05*	I.33iO.44*

Os valores médios são significativamente diferentes ao nível (P>0,05) ao longo das linhas

A Tabela 15 mostra a comparação entre a testosterona sérica de carneiros WAD alimentados com 20% e 30% de extractos *de Chaya* durante os três períodos. Observou-se que os valores de testosterona sérica eram mais baixos nos carneiros alimentados com 30% de extrato de mamão do que nos alimentados com 20% durante os três períodos. A diferença foi significativa (P<0,05) apenas na ^{4a} semana após o tratamento.

Capítulo 5

5.0 DISCUSSÃO

A análise do espermiograma dos carneiros anões da África Ocidental neste estudo mostra que houve um aumento progressivo no volume do sémen dos carneiros alimentados com 20% de extractos *de Chaya* à medida que a semana após o tratamento aumentou. O volume do sémen aumentou de (0,27±0,03) (pré-tratamento) para (0,30±0,12) durante a 2ª semana após o tratamento e aumentou ainda mais para (0,53±0,17) durante a 4ª semana após o tratamento. No entanto, o aumento observado no volume do sémen não foi significativo (P>0,05). A mesma tendência foi observada para o grupo tratado com extrato a 30%. O volume do sémen aumentou de 0,23±0,09 (pré-tratamento), para 0,38±0,11 (2ª semana) e depois para 0,77±0,23 (4ª semana). No entanto, o aumento do volume do sémen também não foi significativo ao longo dos três períodos (p>0,05). Isto é uma indicação de que um tratamento contínuo do extrato pode causar um ligeiro aumento no volume do sémen de carneiros WAD.

O resultado também mostra que a administração de extrato de Chaya em carneiros WAD alimentados com 30% levou a uma redução da percentagem de motilidade do pré-tratamento (88,75±3,15) para 85,00±2,89 (2ª semana) e depois aumentou para 91,67±1,67 (4ª semana). No entanto, este aumento não foi significativo (P>0,05). No grupo alimentado com 20%, o valor da motilidade foi consistente nas duas primeiras semanas da experiência (83,33±6,67%) e depois aumentou para (85,00±5,00%) na quarta semana após o tratamento, mas a diferença não foi significativa (P>0,05). Isto indica, portanto, que a administração de extrato de Chaya em carneiros WAD durante mais de duas semanas pode aumentar ligeiramente a motilidade dos espermatozóides, o que pode aumentar a capacidade de fertilização dos espermatozóides no que diz respeito à fertilização. Este relatório é, no entanto, contrário ao relatório obtido nos carneiros WAD tratados com 20% de extrato de Chaya por Oyeyemi e Ajani (2013). Além disso, a percentagem média de motilidade obtida para o grupo tratado com 20% de extrato (83,33±6,67%) e para o grupo tratado com 30% de extrato (85,00±2,89%) na 2ª semana após o tratamento foi ligeiramente superior ao valor obtido em machos WAD por Oyeyemi e Akusu (1998), que foi de (68,30±3,00%).

A concentração média de sémen aumentou progressivamente após o tratamento com extrato a 30%. A concentração de esperma aumentou de 209,5±5,63 (pré-tratamento) para 240,5±18,46 durante a 2ª semana e depois aumentou ainda mais para 258,28±28,29 durante a 4ª semana. Não houve aumentos significativos (P>0,05) na concentração de espermatozóides durante os três períodos da experiência. No grupo tratado com 20% de extrato, houve um aumento na concentração de esperma de (177±18,52) (pré-tratamento), para (251,67±37,89) na 2ª semana, e depois diminuiu para 238,33±27,43 durante a 4ª semana após o tratamento. Não houve diferenças significativas na concentração de espermatozóides entre os três períodos (P>0,05). Este resultado mostra que uma administração contínua do extrato para além de duas semanas teve um efeito ligeiro na concentração média de sémen. Isso pode representar um risco para a fertilidade dos carneiros WAD. Este relatório está de acordo com o resultado relatado por Oyeyemi e Ajani (2013) em machos WAD tratados com 20% de extrato de Chaya.

A percentagem total de espermatozóides morfologicamente anormais aumentou na 4ª semana após o tratamento no grupo tratado com 20% de extrato e também aumentou ligeiramente (P>0.05) na 4ª semana após o tratamento no grupo tratado com 30% de extrato. Isto indica que um uso prolongado do extrato pode causar uma alta percentagem de anormalidades de esperma.

Além disso, o resultado da análise sanguínea obtido para o hemograma estava dentro dos limites normais e não houve diferença significativa (P<0,05) entre os parâmetros sanguíneos, exceto para o valor da heamoglobina que mostra uma diminuição significativa (P<0,05) de (12,27±0,70%) no controlo para (9,43±0,39%) na 2ª semana após o tratamento com extrato de Chaya a 20%. Isto indica que

que a administração de extrato de Chaya reduzirá a capacidade de transporte de oxigénio do sangue, o que pode resultar em isquémia, anóxia dos tecidos e morte.

Registou-se um aumento progressivo na taxa de sedimentação de eritrócitos (ESR) à medida que a semana após o tratamento aumentou em ambos os grupos tratados com 20% e 30%, embora o aumento não tenha sido significativo (P>0,05). Por conseguinte, pode dizer-se que o extrato de Chaya pode causar um ligeiro aumento da ESR, o que indica que pode haver danos nos tecidos reprodutivos, resultando em inflamação. Isto é semelhante ao resultado relatado por Oyeyemi e Ajani (2013) em patos WAD tratados com 20% e 30% de extrato de Chaya.

Os resultados do ensaio hormonal revelam que se verificou uma diminuição progressiva e significativa (P<0,05) nos valores de testosterona dos carneiros WAD alimentados a 30% à medida que a semana após o tratamento aumentava. O valor da testosterona diminuiu do controlo (7,48±9,48) para (1,33±0,44) na 4ª semana após o tratamento. A mesma tendência foi observada na 4ª semana com os carneiros tratados com 20% de extrato e a diminuição foi significativa (P<0,05). Este resultado está de acordo com o relatório de Adeniji et al., (2008) sobre o efeito de 20% de extrato de Chaya na testosterona sérica de machos reprodutores WAD. Por conseguinte, pode dizer-se que um extrato de 20% ou 30% de *Cnidoscolus aconitifolius* provocará uma redução significativa no valor da testosterona dos carneiros WAD.

Isto sugere que o uso contínuo do extrato de Chaya pode resultar numa diminuição da função sexual, uma redução da libido e disfunção erétil.

CONCLUSÃO

Este estudo concluiu que a utilização de 20% ou 30% de extrato aquoso de *Cnidoscolus aconitifolius* durante um período de quatro semanas não tem qualquer efeito negativo sobre as caraterísticas do sémen de carneiros anões da África Ocidental. No entanto, levou a uma redução significativa da concentração de testosterona. Por conseguinte, a alimentação prolongada de *Cnidoscolus aconitifolius* pode precipitar 78

diminuição da função sexual, uma redução da libido e disfunção erétil devido à baixa concentração de testosterona e também uma diminuição do valor da hemoglobina que pode precipitar a anemia e, finalmente, a infertilidade nos animais machos.

REFERÊNCIAS

Adeniji, D.A., Oyeyemi, M. O. e Famakinde, S.A. (2008). Perfil de testosterona de machos reprodutores anões da África Ocidental anão africano tratado com extrato aquoso de *Cnidoscolus aconitifolius* (Chaya). O procedimento do 45° Congresso Anual da Associação Médica Veterinária da Nigéria Associação Médica Veterinária da Nigéria (Imo), 2008: 20-24 de outubro de 2008; Pg 49-50.

Akusu M.O (1994). O efeito do plano de nutrição nas estatísticas de reprodução vital das cabras anãs da África Ocidental (WAD). Actas de um seminário regional sobre reprodução animal. Niamcy, Níger. 17-21 de janeiro de 1994 pp 27-34.

Akusu, M.O., Ogwuegbu, S. O., B. O. Oke. (1986), Differences in morphology of bull spermatozoa from normal and pathological testis during epididymal transit. Nig. Vet. J. 14:30-33 (1986).

Arthur 1979. Reproduction and Obstetrics in London (Reprodução e Obstetrícia em Londres). The E.L.B.S e Baillere Tindall 4th Ed.

Ashdown R.R e Hancock J.L (1980): Male Reproduction in Farm Animals. Editado por E.S.E Hafez Lea e Ferbeger

Bearden H.J e Fuguay J.W (1997) Applied Reproduction, 4th Edition. Prentice Hall Upper Saddle

Bishop M.W.H. (1970): Ageing and Reproduction in the Male J. Reprodu. Fret. Suppl.

Booth, S., R. Bressani, e T. Johns. (1992). Nutrient Content of Selected Indigenous Leafy Vegetais consumidos pelo povo Kekchi de Alta Verapaz, Guatamela J. Food Compos. Anal 5.25-34

Cambell D. e Lasley (1973). A Ciência do que Serve a Humanidade 3rd Edição Mccraw-Hill Book Company E.U.A.

Coffin, D. L. (1953). Manual of Veterinary Medicine, 3rd edn. Ithaca, Nova Iorque: Comstock Publishing Associates.

Cole H.H e Cupps P.T (1977): Reproduction In Domestic Animals Pg231. Imprensa acadêmica Nova Iorque

Devendra, C e McLeroy (1982): Goat and Sheep Production in the Tropics (Produção de cabras e ovelhas nos trópicos). Longman, Londres.

Fradson, R. D. (1981). Anatomia do sistema reprodutor masculino em: Anatomy and physiology of farm animals. Lea and Febiger. Grã-Bretanha. Pg. 430-444.

Grubben, G.J.H (1978): Tropical Vegetables and their Genetic Resources. Int. Board Plant Recursos Genéticos, Fao-Un, Roma, Itália.

Hafez, E.S.E., (1982); Reproduction and Breeding Technique for Laboratory Animals Lea and Febriger, Philadelphia Pp 229-231.

Hodges, R.E , H.E Sauberlich J.E Canham, D.L. Wallace, R.B Rucker, L.A, Mejia e M. Mohanram. 1978. Estudos hematopoiéticos na deficiência de vitamina A. Am J. Clin Nutr 31:876- 885.

Laing J.A Brinlenmorgan, W.J Wagner, W.C (1988). Fertility and infertility in Veterinary Practice 4th Ed. Baillese Tindall

Levander, O.A 1990. Contribuição da fruta e dos vegetais para a ingestão de minerais na saúde e nas doenças humanas. Horscience 25:1486-1488.

Lensen S. (2008). Mechanism of alloxan and streptozocin-induced diabetes. Diabelogia, 2008; 51(2): 216-226 (Pub-Med).

Martin, F.W e R Ruberte 1978. Chaya, (*Cnidoscolius aconitifolius)* Composição e valor nutritivo, cultura em Porto Rico. Em vegetais do trópico húmido. Usda, Ars. New Orlkleands, La

Mathew A, Silver N.Q Ahmend M.A (1975): Degeneração testicular experimental por escroto Isolamento em um touro. 11th Foa/sida, Curso Internacional de Pós-Graduação em Reprodução Animal, Royal, Vet College, Stoclholm, Suécia 2-9

Maule J.P (1962): The semen of animal and Artificial insemination, commonwealth Agric.

Mcvaugh, R. (1944). O género *Cnidoscolius:* Limites genéricos e grupos intragenéricos Bul. Torrey Bot Club 71:457-474

Otesile E. B. (1993): Fundamental of Agriculture Editado por E. Aiyelari. M. O. Abatan, O. A. Akinboade, E. O. Lucas, Africa Link Books, Ibadan.

Oyagbemi AA, Odetola A A, Azeez OI (2008). Efeitos benéficos do *Cnidoscolus aconitifolius* sobre a anemia e a fragilidade osmótica induzidas pela desnutrição energético-protéica. Jornal Africano de Biotecnologia. 2008;7(11):1721—1726. (Pub-Med)

Oyeyemi, M. O. 2002. O Efeito da Nutrição, de Diferentes Agentes de Sincronização do Cio e de Estratégias de Maneio na Performance Reprodutiva de Cabras WAD. Uma tese no Depto. de Vet. Cirurgia e Reprodução. Universidade de Ibadan, Nigéria.

Oyeyemi, M. O., Ajala O. O., Akusu M. O., Agbesola O. O. (2001): The Effect of Starvation On Semen Characteristics of West African Dwarf Bucks in the Nigeria Livestock Industry in the 21st Century.

Oyeyemi, M. O., Akusu M. O. Olaoye M. O. (1998); Effect of Frequent Ejaculation on The Semen Characteristics of West African Dwarf Bucks. Trop. Vet. 14; 71-75.

Oyeyemi M. O. e A. P. Fayomi, (2011). Índice gonadossomático e caraterísticas morfológicas dos espermatozóides de ratos wistar machos tratados com concentração graduada de gel de Aloe vera. Inter. Journ. Anim. Veteri. Adv., 3 (2): 47-53.

Oyeyemi M. O. e Ajani O. S. (2013). Potenciais reprodutivos de reprodutores anões da África Ocidental tratados com extrato aquoso de *Cnodoscolus aconitifolius* (Chaya). Nig. Vet. Jour. Volume 64. Página 74.

Payne, W.J.A. (1990) Sheep breeds. In: An introduction to animal husbandry in the tropics 4th (ed.) ELBS Longman

Reece W. O., (1997); Physiology of Domestic Animals. 2nd Ed. Williams e Wilkins

Págs. 124, 149, 345-368.

Robert, H. A (1971). Reproduction in the ewe and goat in: Reproduction in domestic animals (3rd ed. Cole, H. H e Cupps, P. T. editores). Cole, H. H e Cupps, P. T. editores). Academic press, Nova Iorque, pp 475-498.

Robert, S. J. (1986). Infertilidade na vaca: Obstetrícia veterinária e doenças genitais. IthacaNew york, 2nd Edição, 464-465.

Schalm O. W., Jain N. C e Carrol E. J. (1975). Veterinary Haematology 3rd ed. Le e Febiger, Filadélfia, pp. 15-81

Sisson S. e Grossman J. D. (1975): Anatomy of The Domestic Animals 5th Ed. W. B. Saunders, Filadélfia.

Susan Schoenian (2012). Sheep production handbook (SPH) 2012, Roma, pág. 22-23.

Zemjamis, R. (1977); Técnica de diagnóstico e terapêutica em reprodução animal. Williams e Wilkins. Pp 139 -154. 2nd Ed.

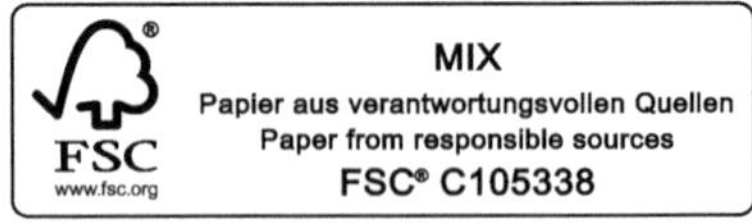

Printed by Books on Demand GmbH, Norderstedt / Germany